基础医学实验系列

EXPERIMENTAL COURSE
OF MEDICAL MORPHOLOGY

医学形态学实验教程

主 编 龙子江 吕 磊

副主编 鲍 鑫 俞丽华

编 委（以姓氏笔画为序）

王 靓 王舒舒 云 云 龙子江

吕 磊 宋 睿 张道芹 邹莹莹

俞丽华 夏 丹 高华武 黄 顺

鲍 鑫 段祥军

U0256628

中国科学技术大学出版社

内 容 简 介

本书是将人体组织学与胚胎学和病理学的实验内容有机结合的一本创新教材。内容包括常用仪器及实验方法、基础验证性实验、综合性实验和创新性实验,共包括34个学生操作实验。本书通过同时展示、对比人体正常形态结构与异常形态结构图,使学生更好地理解和掌握疾病发生、发展的过程,机体组织结构的变化;此外,本书中的综合性实验和创新性实验,可提高学生的学习热情,培养学生的动手能力、科研能力、创新意识和思考想象的能力,为将来的工作实践打下坚实的基础。

本书适合中医药院校本科医学专业学生使用,可根据不同专业选用相应实验。

图书在版编目(CIP)数据

医学形态学实验教程/龙子江,吕磊主编. —合肥:中国科学技术大学出版社,2020.1(2022.11 重印)
ISBN 978-7-312-04838-8

Ⅰ.医⋯ Ⅱ.①龙⋯ ②吕⋯ Ⅲ.人体形态学—实验—医学院校—教材
Ⅳ.R32-33

中国版本图书馆 CIP 数据核字(2019)第 285978 号

出版 中国科学技术大学出版社
安徽省合肥市金寨路 96 号,230026
http://press.ustc.edu.cn
https://zgkxjsdxcbs.tmall.com
印刷 安徽国文彩印有限公司
发行 中国科学技术大学出版社
经销 全国新华书店
开本 710 mm×1000 mm 1/16
印张 11.5
字数 225 千
版次 2020 年 1 月第 1 版
印次 2022 年 11 月第 3 次印刷
定价 46.00 元

前　言

　　随着医学教育的不断发展和教育改革的深化,发挥学生的主观能动性,培养和提高学生的动手能力、科研能力以及创新意识已成为当前培养实用型医药学人才的关键。在高素质医学应用型人才的培养过程中,基础医学形态学实验是其中的重要环节之一,它不仅培养学生的实验技能,同时也培养学生的创新能力和树立严谨的科学态度,使学生的知识结构、思维能力、实践能力和创新能力全面协调发展。

　　传统的形态学实验教学基本采用以学科为中心的教学模式,使人体系统的完整知识被分割并隶属于不同的学科和课程,实验教学基本上依附于理论教学,多为重复性、验证性实验。由于授课时间的不同,原本形态学课程之间存在必然内在联系的内容不能在同一时段完整体现,造成了前期课程和后续课程的衔接脱节、知识体系的脉络被割裂等弊端,使学生在学习的过程中遇到很大的阻力,降低了学生的学习兴趣和热情。因此,建立新的形态学实验教学模式,在整体教学设计上全面整合和优化教学内容,打破学科界线,密切学科间以及基础教学与临床教学之间的相互联系,创建以学生为主体的教学环境,围绕自主学习进行改革十分必要。

　　本教材将人体组织学与胚胎学实验和病理学实验有机地结合在一起,既有经典的基础验证性实验,又有综合性实验和创新性实验。内容上增加了不同种类的显微镜的结构和使用以及形态学的实验研究方法,拓展学生的知识储备,并加入主要正常内脏大体结构描述,便于学生在观察大体标本时进行对照。同时将正常人体显微结构与病理组织结构整合在一起,在讲解病理实验时,可以把正常器官与病变器官、正常组织与病变组织结构相比较,使学生更好地理解从正常组织到病变组织的发生、发展过程。解决了学生学习病理时常常遗忘正常组织内容、很难找到典型的病理组织结构等问题,加深了学生对病理学知识的理解和记忆,利于课程间紧密衔接、互相渗透,让学生更好地掌握组织形态学知识。本教材还加入了大量大体标本和镜下组织图片,摆脱了学生在实验课中因讲解抽象而难以理解的困境,为临床课程的学习奠定坚实的基础。此外,加入了综合性实验和创新性实验,培养学生的实践动手能力,独立思考、分析问题、解决问题的能力,并提高学生的自主学习能力,进一步密切医学基础课程与临床课程间的联系,为建立完整的医学科学体系起到积极的推动作用。

本教材在编写过程中得到了安徽中医药大学各级领导的大力支持和帮助,以及国内同行的指点,借鉴并吸收了专业学者的部分成果,在此一并致谢。尽管我们精心编写,但由于编者学识水平以及标本量的局限,本书仍存在很多不足之处,敬请各位读者和同行给予批评指正。

编 者

2019 年 10 月

目　　录

前言 ………………………………………………………………………（ⅰ）

绪论 …………………………………………………………………………（ 1 ）

第一章　常用仪器及实验方法 …………………………………………（ 7 ）

　　第一节　常用仪器 …………………………………………………（ 7 ）

　　第二节　实验方法 …………………………………………………（ 13 ）

第二章　基础验证性实验（组织学与胚胎学部分）……………………（ 18 ）

　　实验一　上皮组织 …………………………………………………（ 18 ）

　　实验二　结缔组织 …………………………………………………（ 22 ）

　　　　　　固有结缔组织 ……………………………………………（ 23 ）

　　　　　　软骨组织与骨组织 ………………………………………（ 26 ）

　　　　　　血液 ………………………………………………………（ 29 ）

　　实验三　肌肉组织 …………………………………………………（ 32 ）

　　实验四　神经组织 …………………………………………………（ 35 ）

　　实验五　神经系统 …………………………………………………（ 38 ）

　　实验六　循环系统 …………………………………………………（ 42 ）

　　实验七　免疫系统 …………………………………………………（ 46 ）

　　实验八　消化系统 …………………………………………………（ 50 ）

　　实验九　呼吸系统 …………………………………………………（ 58 ）

　　实验十　泌尿系统 …………………………………………………（ 61 ）

　　实验十一　皮肤 ……………………………………………………（ 64 ）

　　实验十二　内分泌系统 ……………………………………………（ 66 ）

　　实验十三　男性生殖系统 …………………………………………（ 71 ）

　　实验十四　女性生殖系统 …………………………………………（ 73 ）

第三章　基础验证性实验（病理学部分）………………………………（ 78 ）

　　实验一　细胞和组织的适应与损伤、修复 ………………………（ 78 ）

实验二　局部血液循环障碍 ………………………………………………（ 90 ）

实验三　炎症 …………………………………………………………………（ 98 ）

实验四　肿瘤 …………………………………………………………………（108）

实验五　心血管系统疾病 ……………………………………………………（122）

实验六　呼吸系统疾病 ………………………………………………………（129）

实验七　消化系统疾病 ………………………………………………………（138）

实验八　泌尿系统疾病 ………………………………………………………（150）

第四章　综合性实验 …………………………………………………………（157）

实验一　组织石蜡切片的制作和 HE 染色 …………………………………（157）

实验二　口腔上皮细胞化学的形态学实验 …………………………………（159）

实验三　睾丸活动精子抑制实验 ……………………………………………（160）

实验四　肥大细胞的制作及观察 ……………………………………………（161）

实验五　白细胞的分类计数 …………………………………………………（162）

实验六　三联染色法区别胶原纤维、网状纤维及弹力纤维 ………………（163）

第五章　创新性实验 …………………………………………………………（165）

实验一　上皮细胞纤毛运动实验 ……………………………………………（165）

实验二　家兔肺水肿模型的制备与形态学观察 ……………………………（166）

实验三　皮肤创伤愈合的形态学观察 ………………………………………（168）

实验四　CCl_4 对肝细胞的毒性作用及形态学观察 …………………………（170）

实验五　急性肾脏缺血的形态学观察 ………………………………………（171）

附录　主要脏器的正常解剖学要点 …………………………………………（173）

参考文献 ………………………………………………………………………（176）

绪　　论

从广义上讲,医学形态学(medical morphology)涵盖的内容较为广泛,涉及所有研究正常人体或疾病相关的形态学学科,如人体解剖学、组织与胚胎学、病理学、医学寄生虫学、医学微生物学、细胞生物学等学科;根据研究方法的不同,医学形态学也可分为以肉眼观察相关组织的大体形态学和借用显微镜观察组织结构或细胞形态的显微形态学。组织学与病理学均为医学形态学的主干学科,组织学是应用显微镜研究正常人体的微细结构及其相关功能的形态学科;病理学是研究疾病产生的病因、发病机制及疾病导致形态结构和功能变化,阐明疾病发生、发展规律,揭示疾病本质的学科。二者均为研究正常人体或疾病相关的形态学科。本书是将组织学与病理学两门课程的实验内容有机整合而成的一本综合性医学形态学实验教材。

一、组织学与病理学验证性实验的学习方法

(一) 大体标本观察(肉眼观察)

1. 认真识别所见标本

判定所见标本是何组织或器官,同时判定器官是成人的还是儿童的。观察脏器的大小、形状、重量有无变化,观察表面和切面颜色、光滑度、质地,并与正常器官比较,有何异常。一般从表面至切面、由表及里进行观察和描述,如形状是否正常,表面是否光滑,表面和切面有无结节隆起或乳头生长,颜色与光泽是否有变化,包膜厚度、质地如何等。

2. 仔细观察标本病变情况

仔细观察标本,病变范围可为弥漫性,如脂肪肝、槟榔肝、肝硬化等,也可为局灶性,如肝癌、肝脓肿等。注意病变的部位、大小、数量。病变的体积一般以长(cm)×宽(cm)×厚(cm)表示,面积一般以长(cm)×宽(cm)表示,均应测量最长距离。病变组织的颜色与正常组织有何不同,如淡黄色表示可能含有脂肪或类脂成分,黄绿色表示可能含有胆汁,紫红色表示可能含血量增多或有出血,灰白粗糙

者可能为癌,粉红细腻如鱼肉状则可能为肉瘤。病变的质地可因组织致密而变硬,或因出血、坏死、液化而变软,如有骨化、钙化则质地变硬,如有黏液积聚则如胶冻状。病变的边界是否清楚,对周围组织有无挤压或粘连也应注意。如是空腔器官,还应注意管壁厚度,黏膜是否粗糙,腔内有无内容物等情况。

3. 主要器官肉眼观察要点举例

（1）心脏:观察心脏的大小、形状及冠状血管的分布以及有无曲张、是否有畸形;心外膜的色泽、光滑度以及脂肪组织的量有无变化;观察心肌厚薄有无变化,色泽以及有无瘢痕或出血坏死灶;各心腔有无扩张,肉柱和乳头肌有无改变;心内膜是否光滑,是否有增厚、变窄、缺损,有无心内膜下出血和附壁血栓形成;进一步观察各瓣膜的情况,如瓣膜厚度,有无赘生物,赘生物的数量、大小、分布、色泽、形状以及瓣膜有无破损;主动脉内膜是否光滑,有无斑块形成或破溃,局部有无扩张,冠状动脉入口有无堵塞及是否狭窄等。

（2）肺脏:表面脏层胸膜是否光滑,有无渗出物、出血及增厚;肺组织弹性、硬度,体积有无增大;切面的颜色,有无实变病灶和新生物;支气管分布、管腔是否有扩张,腔内有无渗出物或新生物,管壁是否增厚,其周围肺组织有何改变,肺门淋巴结有无变化等。

（3）肝脏:体积大小和外形的变化;表面是否光滑,被膜有无增厚;质地变软或变硬;颜色有无变化;有无出血、坏死、脓肿形成,有无结节形成,结节的大小、颜色、分布情况、边界是否清晰;弥漫性结节间纤维间隔的宽窄等。

（4）脾脏:体积是否有增大或缩小（肿大的脾脏被膜紧张、脾切迹明显,体积缩小则被膜皱缩）;被膜是否光滑、增厚及粘连,切面的颜色、脾小体的结构是否清楚,有无梗死灶等病变;如有病变观察其形态特点。

（5）肾脏:观察肾脏的形状和大小;表面是否光滑;是否呈颗粒状或凹陷瘢痕,有无出血、脓肿等变化;观察肾的颜色和质地变化;切面观察皮质的厚度及与髓质的分界是否清楚;肾实质是否被破坏（如形成空洞）、有无肿瘤形成等病变;肾盂的形态变化情况。

（6）消化道（食管、胃、肠）:先确定消化道的部位,观察其外形及浆膜的情况,浆膜有无渗出、粘连以及色泽变化;管腔黏膜面有无渗出物、出血、糜烂、溃疡及肿块;观察病变部位的形态变化。

（7）脑:首先观察脑表面血管有无扩张、充血,蛛网膜下腔有无出血或渗出物,脑回有无增宽或变窄,脑沟有无变浅或加深（脑水肿时脑回加宽、脑沟变浅,脑萎缩时脑回变窄、脑沟变深）;颅底动脉有无动脉粥样硬化;小脑和海马回有无压痕;切面脑组织内有无出血、软化灶形成及占位性病变,脑室是否扩张、出血。

（8）子宫:观察子宫大小,表面有无结节,宫壁的厚薄,宫腔的大小及其内容物。切面有无肿块、出血点或小腔隙等。

(二) 组织切片观察(显微镜观察)

(1) 先用肉眼或倒置目镜观察切片的形状、颜色,初步确定切片的组织类型、病变部位和分布情况。如小叶性肺炎,肉眼即可见到数个病灶,乳头状瘤用倒置目镜即可见到乳头状结构。

(2) 低倍镜是观察病变的主要工具,对于确定组织类型、病变部位、结构变化、病变性质很有帮助。低倍镜下可以洞察全貌,镜检时应将切片按一定方向呈"弓"字形移动,直至整个标本观察完毕,以防漏检。

(3) 高倍镜主要用来观察组织和细胞的微细结构,如观察各种上皮组织的形态结构,区分各种炎细胞,观察瘤细胞的异型性、肉芽肿的细胞成分、肺泡腔内渗出物等,进一步确认病变类型和性质。

切片观察注意遵循肉眼—低倍—高倍三步,切勿一开始即用高倍镜观察,一方面这样漫无边际,不易找到观察部位,既浪费时间,又容易有片面性错误;另一方面,在不易对准焦距的情况下,容易损坏物镜或压碎切片。

由于疾病是一个不断发展的过程,而我们所看到的大体标本或组织切片标本,只是反映了这个过程中的某个阶段的变化,它既有"前因",也有"后果",各个脏器的疾病还可能互有联系。因此我们在观察标本时,决不能用静止的、片面的观点,而应持以动态的、全面的观点。

二、临床病理讨论

临床病理讨论 (clinical pathological conference,CPC)始创于20世纪初的美国哈佛大学,由临床医师和病理医师共同参加,对疑难病或有学术价值的尸检病例的临床表现及其病变进行综合分析、讨论。其目的在于吸取教训,提高诊治水平,促进医学诊疗、科研及教育事业的发展。在病理学实验中,为了帮助学生复习所学理论知识,加深形态学印象,并加强与临床知识的联系,激发学生的学习兴趣,培养学生的独立思考能力、分析问题和解决问题的能力,实验课中也安排多次临床病理讨论。病理学基础验证性实验各章后附有的病例,除用于课堂讨论外,也可供同学们在课后自学讨论。为了做好临床病理讨论,要注意以下问题:

(1) 事先预习。事前应抽出一定时间预习病例,熟悉病例内容并了解讨论要求,温习有关理论知识,讨论时才能得心应手。

(2) 归纳分析。在详细阅读了病例资料后,应首先将有关资料按系统归纳分类,按病程划分阶段,抓住重点病变,明确病变在何系统,进展如何。如患者呼吸系统症状突出,则着重考虑肺部疾病;进一步分析,发现患者右下肺呼吸运动减弱,语颤增强,叩诊浊音,听诊有支气管呼吸音,X线检查见右下肺有大片密度增高阴影,则考虑为肺实变,为大叶性肺炎的表现;病理大体观察发现右下肺呈灰白色,质实如肝,镜下观察见肺泡腔内大量纤维素与中性粒细胞渗出,进一步确定为灰色肝样变期。

(3)初步诊断。对于疾病的诊断,除确定疾病名称外,还应进一步分型分期,即确定疾病的类型、阶段,以提示病变的特征(类型)和进展(分期)。如高血压病,患者血压升高,进展缓慢,左心肥大,当属于缓进型(良性)之心脏病变期,此时应注意有无其他内脏病变。

(4)分清主次。如患者有多个系统的疾病,诊断应分清主次,注意哪种疾病为主要的和原发的疾病,哪种为继发性病变(在主要病变基础上发生,与主要病变有关联),哪种为合并病变(可能为另一种同时存在的疾病,与原发疾病无关)。

(5)鉴别诊断。很多较复杂的病例,需联系病理与临床、大体与镜下、经过与进展进行分析与鉴别,以避免误诊。如纤维素性心包炎,可由风湿病、结核病、尿毒症引起,虽然心脏病变相同,但发病背景、临床表现不一样,应参考有关资料予以鉴别。

三、综合性实验与创新性实验

综合性实验是通过医学形态学常见的实验技术方法,培养学生的动手能力,使其能熟练掌握形态学的研究方法,并提高学生观察事物、分析问题和解决问题的能力。创新性实验是以动物实验为主的设计性实验,通过医学形态学常见的科学实验和技术方法,设计一个临床疾病的动物模型。通过学生自己动手操作,对实验动物进行人工因素(化学、物理、生物等因素)的干预,模拟病理发生过程,使动物正常形态结构发生改变,并记录自己在实验室动手操作的实验过程,得出结论,分析实验结果,完成实验报告。要求学生分小组做动物实验,如通过动手操作,复制形成实验动物肾脏缺血缺氧模型,观察大体形态,然后取材、制片、对比模型组与正常组肾脏组织形态的区别,发现模型动物的变化,以此来了解肾脏缺血的形态结构改变的过程。要求学生复习前面所学基础知识,查阅相关文献,分组实施。

四、显微图像绘图方法

在形态学实验中绘图十分重要,通过绘图可加强对正常组织和病变组织的对比观察与理解,也有利于记忆和复习。绘图方法:仔细观察组织的镜下形态特点,找到较典型的区域,用红色铅笔淡淡地画出各种组织和细胞的轮廓,并注意其相互比例,力求反映出其组织学特征与病理学特征。在构图基本满意后,再逐渐加重笔力,用红、蓝色铅笔绘出细胞质、间质和细胞核等,使轮廓逐渐清晰。注意各种成分的位置、比例关系等。画图要有边框(圆形或方形框,方框大小(一般以 6 cm × 8 cm 为宜)和注解,病变和图中主要结构名称用平行线从图中向右侧拉出,并用文字标注结构或病变名称、染色方法、放大倍数(目镜与物镜倍数相乘)。显微镜放大一般分为低倍(10×10)和高倍(10×40)。

五、综合性与创新性实验报告的撰写

(1) 基本信息:包括姓名、专业、班级、学号、组别、日期等。

(2) 实验题目:实验名称。

(3) 实验方法与步骤:说明实验技术路线与方法。

(4) 实验结果:是实验报告的重要部分,应将实验过程中所观察或记录到的实验结果准确地记录下来,有些实验结果可以以列表或绘图形式表示。

(5) 实验结果分析和讨论:是实验报告的核心部分。讨论是根据所学的理论知识,对实验结果进行的分析和解释,并判断实验结果是否与预期相符。如果出现非预期的结果,要讨论其可能的原因,讨论可以帮助学生提高独立思考和分析问题的能力。学生要根据自己的实验结果提出有创造性的见解和认识,但必须是严肃认真、有科学依据的。

(6) 结论与讨论:得出什么结论。结论的书写应该简明扼要、准确。在此基础上结合理论知识进行相关讨论,进一步掌握相关知识。

六、实验要求

(1) 实验前务必做好预习,明确实验目的、内容、操作中的注意事项及其理论依据等,避免错误的发生。

(2) 在实验过程中,要坚持严肃性、严格性与严密性。对操作的实验应遵照实验指导所列步骤依次进行,对示教的实验也要仔细观察并联系有关理论,在实验中尤其要注意科学地分配和运用时间。

(3) 真实记录实验结果,认真进行分析和讨论,实验后要认真完成实验报告。

(4) 实验器材的放置力求整齐规范,注意保护实验动物和标本,节省器材和药品。

(5) 注意人身安全,严防触电,防止被动物抓伤、咬伤等事故的发生,一旦被抓伤或咬伤,要及时清创和进行相关处理。

(6) 能用光镜辨认各种组织和器官的正常结构及常见病理变化,并联系相关功能改变特点。

(7) 能用绘图、语言、文字正确描绘或描述显微镜下观察到的细胞、组织和器官的形态或结构。

七、实验注意事项

(1) 服从老师安排,对号入座,遵守实验室各项规章制度。

(2) 爱护公物,尤其是实验仪器设备、教学标本与组织切片,遵守使用规范,避免造成损坏。

(3) 进入实验室一律穿实验服,禁止将除教科书、绘图铅笔、实验报告纸以外与实验课无关的物品带入实验室。

(4) 遵守课堂纪律,不得迟到和早退,认真参加各个环节的教学活动,不大声喧哗,有问题举手示意。

(5) 保持实验室整洁,不乱扔纸屑杂物,不随地吐痰。每次实验结束后轮流打扫实验室卫生。

第一章　常用仪器及实验方法

第一节　常用仪器

一、光学显微镜

光学显微镜（optical microscope）是进行组织细胞形态观察最常用的一种仪器（图 1.1）。其构造分为机械部分和光学部分，机械部分包括镜座、镜臂、载物台、镜筒、物镜转换器、调焦装置等；光学部分包括物镜、目镜、反光镜、聚光器、光圈等。普通光学显微镜的物镜有低倍镜、高倍镜、油镜三种，放大倍数依次增高：① 低倍镜：镜头标志为 10× 或 10/0.25，镜头最短，其上常刻有黄色环圈。② 高倍镜：镜头标志为 40× 或 40/0.65，镜头较长，其上常刻有蓝色环圈。③ 油镜：镜头标志为 100× 或 100/1.30，镜头最长，其上常刻有白色环圈，或"oil"字样。

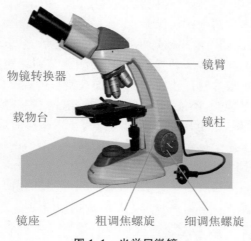

物镜转换器　　　　　　　镜臂

载物台　　　　　　　　　镜柱

镜座　　　粗调焦螺旋　　细调焦螺旋

图 1.1　光学显微镜

普通光学显微镜的工作原理：显微镜和放大镜起着同样的作用，就是把近处的微小物体变成一放大的图像，以供人眼观察。与放大镜相比，显微镜具有更大的放大率，可根据物镜的放大倍数调控物体的放大效果。

油镜的放大倍数大而透镜很小，自标本片透过的光线，因玻片和空气的折光率不同（对于玻璃，折光率 $n = 1.52$；对于空气，$n = 1.0$），部分光线经载玻片进入空气后发生折射，不能进入接物镜，致使射入光线较少，物像不清晰。在油镜和载玻片之间滴加和玻璃折光率相近的香柏油（$n = 1.515$），则进入油镜的光线增多，视野光亮度增强，物像清晰。

（一）普通光学显微镜的使用方法

（1）使用显微镜时必须端坐，将显微镜放在胸前适当位置。将低倍镜转到中央并对准下面的聚光器，打开光圈，转动反光镜，使光线集中于聚光器（以灯光为光源时使用凹面反光镜，以自然光为光源时使用平面反光镜）。根据所观察的标本，通过升降聚光器和缩放光圈以获得最佳光度。当用低倍镜或高倍镜观察时，应适当缩小光圈，下降聚光器；当用油镜观察时，光线宜强，应把光圈完全打开，并将聚光器上升到最高位置。

（2）低倍镜的使用。将待观察的标本置载物台上，用弹簧夹和推进器固定，将待检部位移至视野正中央，上升载物台至不能升高为止。眼睛向目镜内观察，缓慢调节粗调焦螺旋，使载物台下降，待看到模糊的图像时，再调节细调焦螺旋，直至看到清晰的图像为止。

（3）高倍镜的使用。依照上述操作步骤。先用低倍镜找到清晰物像。将需要观察的部分移到视野中央。转动转换器，换高倍镜。眼睛向目镜内观察，转动细调焦螺旋，直到视野内看到清晰的物像。

（4）油镜的使用。低倍镜找到物像并调至清晰之后，转开物镜头，在玻片的标本上滴加 1 滴香柏油，将油镜头转换至中央，缓慢调节粗调焦螺旋，使镜头浸入油中，当油镜头几乎接触玻片时停止转动（从侧面观察），边观察目镜边轻轻转动粗调焦螺旋（此时只能上升镜头，不能下降，防止压坏玻片及损坏物镜），待看到模糊的物像时改调细调焦螺旋，直至找到清晰的物像为止。镜检时应将标本按一定方向呈"弓"字形移动，直至整个标本观察完毕，以防漏检。观察时应将两只眼睛同时睁开，左眼观察，右眼用于绘图或记录。

标本观察完毕后，先将物镜头移开，再转动粗调焦螺旋使载物台下降，取下载玻片，立即用擦镜纸蘸少许二甲苯将镜头上的香柏油擦净。

（二）显微镜的维护与保养

（1）显微镜是精密光学仪器，在搬放时应右手紧握镜臂，左手稳托镜座，平端在胸前,轻拿轻放。

（2）显微镜放到实验台上时,先放镜座的一端,再将镜座全部放稳,切不可使镜座全面同时与台面接触,这样震动过大,易损坏透镜和微调节器。

（3）避免强酸、强碱、氯仿、乙醚、酒精等化学药品与显微镜接触,避免日光直射,显微镜须保持清洁,勿使油污和灰尘附着。

（4）目镜和物镜不要随便卸下,必须抽取目镜时,须将镜筒上口用布遮盖,避免灰尘落入镜筒内。更换物镜时,卸下后应倒置在清洁的台面上,并随即装入木箱中置放物镜的管内。

（5）细调节器是显微镜最精细而脆弱的部分,不要向同一个方向连续转动数周。

（6）镜头必须保持清洁,油镜使用完后应立即用擦镜纸拭去香柏油。若油镜镜头上的油迹未擦干净,应先将1∶1醇醚混合液或二甲苯滴在擦镜纸上擦拭镜头,再用干净擦镜纸将镜头上残留的醇醚混合液或二甲苯擦净。

（7）显微镜擦净后,取下标本片,下降聚光器,再将物镜转成"品"字形,送至显微镜室,放入镜箱内。

二、荧光显微镜

荧光显微镜(fluorescence microscope)是以紫外线为光源,用以照射被检物体,使之发出荧光,然后在显微镜下观察物体的形状及其所在位置的一种仪器(图1.2)。荧光显微镜用于研究细胞内物质的吸收、运输,化学物质的分布及定位等。细胞中有些物质,如叶绿素等,受紫外线照射后可发荧光;另有一些物质本身虽不能发荧光,但如果用荧光染料或荧光抗体染色后,经紫外线照射亦可发荧光,

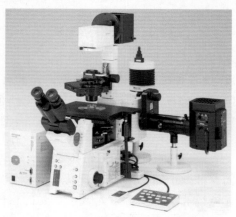

图1.2　荧光显微镜

荧光显微镜就是对这类物质进行定性和定量研究的工具之一。荧光显微镜与光学显微镜的主要区别是二者的激发波长不同,由此决定了荧光显微镜与普通光学显微镜结构和使用方法的不同。荧光显微镜是研究免疫荧光细胞化学的基本工具。它是由光源、滤板系统和光学系统等主要部件组成的,是利用一定波长的光激发标本发射荧光的,通过物镜和目镜系统放大以观察标本的荧光图像。

三、倒置相差显微镜

倒置相差显微镜(inverted phase contrast microscope)是相差显微镜和倒置显微镜的结合(图 1.3),即使用倒置显微镜的倒置观察方式,同时,成像原理则与相差显微镜成像原理相一致。

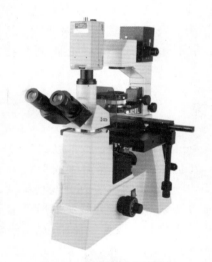

图 1.3　倒置相差显微镜

相差显微镜的基本原理是把透过标本的可见光的相位差变成振幅差,从而提高各种结构间的对比度,使各种结构变得清晰可见。光波有振幅(亮度)、波长(颜色)及相位(指在某一时间上光的波动所能达到的位置)的不同。当光通过物体时,如波长和振幅发生变化,人们的眼睛才能观察到,这就是普通显微镜下能够观察到染色标本的道理。而活细胞和未经染色的生物标本,因细胞各部微细结构的折光性相近或对比度不够,光波通过时,波长和振幅并不发生变化,仅相位有变化(相应发生的差异即相差),而这种微小的变化,人眼是无法加以鉴别的,故在普通显微镜下难以观察到。相差显微镜能够改变直射光或衍射光的相位,并且利用光的衍射和干涉现象,把相差变成振幅差(明暗差),同时它还吸收部分直射光线,以增大其明暗的反差,可以观察到活细胞或未染色标本。其结构特点是:① 环形光阑位于光源与聚光器之间,作用是使透过聚光器的光线形成空心光锥,使直射光和衍射光分离,聚焦到标本上。② 物镜中加了涂有氟化镁的相位板。其作用是使直射光和衍射光发生干涉,导致相位差变成振幅差,使明暗反差加强,提高标本内各种结构的对比度,使标本结构清晰可见。③ 具有中心望远镜装置。

倒置相差显微镜常用于观察组织培养中活细胞的组织结构,它与相差显微镜基本相同,但其照明系统位于镜体上方,而物镜则位于下部。这样使物镜能聚焦到培养瓶底的活细胞,还可以对体外培养细胞进行观察、拍照录像等。如果安装了显微操作系统,则可以利用机械臂对细胞甚至染色体进行精细的操作,如核移植、基因导入、染色体显微切割等。

四、电子显微镜

电子显微镜(electron microscope,EM)简称电镜,是以电子波作为光源,电磁场作透镜,利用电子散射过程产生的信号进行显微成像的仪器,是研究细胞和细胞间质超微结构的电子仪器。它由电子光学系统(镜筒部分)、真空装置和电源柜构成。镜筒是电镜的主体部分,包括照明、成像和观察记录三个部分。照明部分由产生电子束的电子枪和电子束聚集到样品上的聚光镜组成;成像部分由放置样品的样品室、成像并使物体放大的物镜和中间镜,以及将物像进一步放大并成像于荧光屏上的投影镜组成;观察记录部分由有荧光屏的观察室和观察室下方的照相装置组成。电子束只能在高真空条件下产生和运动,所以电镜筒内必须由真空装置维持高真空状态。电镜是利用电子发射替代光源,在高压电场中发射电子,形成电子束代替普通光线。用阳极和阴极对电子的吸收和排斥作用,或用磁场对运动电子的作用,达到聚焦和放大的目的。电子显微镜分为透射电镜和扫描电镜两种(图1.4、图1.5)。

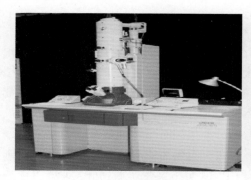

图 1.4　透射电镜

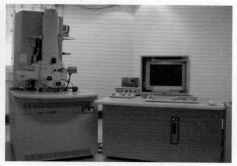

图 1.5　扫描电镜

五、激光扫描共聚焦显微镜

激光扫描共聚焦显微镜(laser confocal scanning microscope，LCSM)是在荧光显微镜成像基础上加装激光扫描装置，使用紫外光或可见光激发荧光探针，利用计算机进行图像处理，从而获得细胞或组织内部微细结构的荧光图像的一种仪器(图1.6)。它是一种无损的、先进的多层形态观测分析仪器，已广泛应用于细胞生物学、生理学、病理学、解剖学、胚胎学、免疫学和神经生物学等领域。共聚焦显微技术是由美国科学家 M. Minsky 在 1957 年提出的，当初主要目的是消除普通光学显微镜在探测样品时产生的多种散射光。传统的光学显微镜使用的是场光源，在所观察的视野内，位于焦平面外的散射光也可通过物镜成像，因而图像的信噪比降低，影响了图像的清晰度和分辨率。世界上第一台共聚焦显微镜商品在1984 年由 Bio-Rad 公司推出。

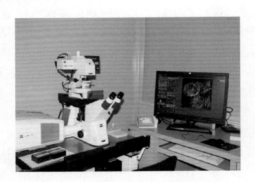

图1.6　激光扫描共聚焦显微镜

六、数码显微互动教学系统

数码显微互动教学系统(digital microscope interactive teaching system)是现代形态学教学的重要辅助工具，可以大大提高形态学实验教学的效率和质量(图1.7)。显微数码互动教学系统由学生用内置数码显微镜、教师用数字化多功能数码显微镜、软件教学平台、双向语音交流系统、图像处理与分析模块、多媒体教学设备等组成。系统能够提供高清晰画面。教师计算机同时与教师显微镜及学生显微镜相连，可同步显示学生显微镜的画面，教师可以根据需要有选择性地放大任一画面。同时通过投影仪将图像投影到大屏幕上，以便给学生讲解示范，实现图像共享，并能在实验过程中实时监控每位学生的显微镜画面，对学生进行答疑辅导。另外,在教师授课模式下,教师可以通过耳机话筒授课,全体学生用耳机收听;在师生对话模式下,教师可与学生一对一对话,但只有被选的学生才可以收听或发言;在学生示范模式下,教师可选择与多位学生对话,所有学生都可以听到谈话内容,但不可发言;在分组练习模式下,可将学生分为几人一组,组内学生互相通话,教师可以随时加入。

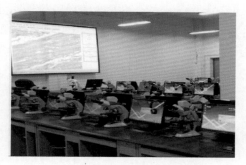

图 1.7 数码显微互动实验室

第二节 实 验 方 法

形态学实验技术是利用光镜和电镜观察人体正常细胞、组织微细结构和病理改变的研究方法,如组织切片制作、组织化学与免疫组织化学、原位杂交、组织细胞培养等,这些基本实验方法不仅是医学专业和其他医学相关专业学生应该了解和学习的课程,也是教学和科研中常用的方法。

一、组织石蜡切片制作与苏木精-伊红染色

组织石蜡切片制作与苏木精-伊红染色(production of tissue paraffin section and hematoxylin-eosin staining)步骤如下:

(一)取材与固定

从待检标本中按病理检查的目的、要求,在适当部位切取一定大小和数量的组织块。根据需要取出人或动物的新鲜小块组织,大小以 $1.5\ cm \times 1.5\ cm \times 0.3\ cm$ 为宜。立即放入固定液中,常温下固定 $24 \sim 48\ h$。通过将某些化学试剂(固定液)渗透到组织中,使组织尽可能保持在生活状态时的形态结构。常用的固定液为

4%甲醛溶液或 4%中性甲醛溶液。

（二）脱水、透明和浸蜡

脱水是将组织内的水分用脱水剂（乙醇）置换出来的过程。脱水时应从低浓度到高浓度逐步进行，常用顺序：75%乙醇→ 85%乙醇→ 90%乙醇 → 95%乙醇Ⅰ→ 95%乙醇Ⅱ →无水乙醇Ⅰ→无水乙醇Ⅱ。随后进行透明处理，即用透明剂将组织中的脱水剂置换出来，以利于浸蜡和包埋，因组织浸入透明剂后呈半透明状，故称透明，常用两次二甲苯透明。透明结束后置入熔化的石蜡内浸泡，使石蜡浸透入组织中，通常需要三次浸蜡（石蜡Ⅰ、Ⅱ、Ⅲ）。

（三）包埋

组织块经过浸蜡再用包埋剂（石蜡）包起的过程称为包埋。操作过程如下：

（1）将蜡液注入包埋模具中。

（2）迅速将完全处于溶解状态的组织块平放入蜡液内，并用镊子轻压，保持在同一平面上。

（3）实质性脏器的组织应将最大切面朝下包埋，管腔、囊壁如皮肤、胆囊、胃肠等组织应竖包，将能看到的各个层面作切面朝下包埋。

（4）将包埋好的蜡块冷却，冷却变硬后修整蜡块。

（四）组织切片

切片过程：将蜡块在切片机固定器上夹紧，先修块，左手转推进器，右手转轮盘，直到把组织全部切出，这时左手松掉推进器而持毛笔，右手旋转轮盘，将组织切成蜡带后，右手用小镊子镊蜡带，左手用毛笔沿刀锋轻轻把蜡带分开，放入 45 ℃的水中，摊平后用镊子轻轻将连续蜡带分开，再用载玻片捞起，蜡片厚度一般为 3～5 μm。

（五）苏木精-伊红（HE）染色

染色程序如下：

（1）脱蜡：二甲苯Ⅰ浸泡 5～10 min→二甲苯Ⅱ浸泡 5～10 min→100%乙醇浸泡 1～2 min→95%乙醇浸泡 1～2 min→自来水清洗。

（2）染色：苏木精浸染 5 min→自来水清洗→1%盐酸乙醇分化数秒→自来水清洗→蓝化（50 ℃左右温水浸泡数分钟）→伊红浸染数秒→自来水清洗。

（3）脱水、透明、封片：95%乙醇浸泡 1 min→100%乙醇Ⅰ浸泡 1 min→100%乙醇Ⅱ浸泡 1 min→二甲苯Ⅰ浸泡 5 min→二甲苯Ⅱ浸泡 5 min→二甲苯Ⅲ浸泡

5 min→滴中性树胶，盖盖玻片。

（六）结果

细胞核呈蓝色，细胞质呈红色。

二、组织化学与细胞化学技术

组织化学与细胞化学技术（histochemistry and cytochemistry technique）是利用组织细胞的化学或物理性质，通过化学反应或物理反应的原理来显示某些成分的组织学研究方法，通过光镜或电镜观察，检测组织切片内的蛋白质、糖类、脂类、酶类、色素类等成分进行定位、定性和定量的研究。组织化学与细胞化学技术一般称为特殊染色，它是常规染色的必要补充。选用适当的特殊染色方法，显示或进一步确定组织或细胞中的正常结构及病理过程中出现的病变、异常物质及病原体等，对于疾病的诊断和鉴别诊断、研究疾病的发生机制、提高科研水平都具有很高的价值。特殊染色的方法种类非常多，如结缔组织染色，可采用 Masson 三色染色法，胶原纤维、弹力纤维、网状纤维用三联染色法来区分各种纤维组织，也可采用苦味酸酸性复红染色法（VG 法）针对性浸染胶原纤维，铁苏木素染色法浸染弹力纤维，Gomori 银染色法浸染网状纤维；肌肉组织常采用 Mallory 磷钨酸苏木素染色法浸染横纹肌；脂类显示脂肪组织常采用苏丹Ⅲ、苏丹Ⅳ、油红 O 或锇酸染液浸染，糖类显示多糖和蛋白多糖常采用的方法是过碘酸-Schiff（PAS）染色法或阿利辛蓝过碘酸-Schiff（AB-PAS）染色法；神经组织中尼氏小体可采用甲苯胺蓝染色，神经元及神经纤维的染色也可采用 Cajal 银浸染色，神经髓鞘则采用 Weil 铁矾苏木素染色等。

三、免疫组织化学与免疫细胞化学技术

免疫组织化学（immunohistochemistry，IHC）与免疫细胞化学（immunocyto-chemistry，ICC）技术是利用抗原与抗体特异性结合的原理，通过化学反应使标记抗体的显色剂（荧光素酶、金属离子、同位素）显色来确定组织细胞内抗原多肽和蛋白质，对其进行定位、定性或定量研究的一种技术方法，具有较高的敏感性和特异性。其标记形成的抗原抗体复合物，可借助普通显微镜、荧光显微镜或电子显微镜对反应产物进行观察，能直接在组织切片、细胞涂片或培养细胞爬片上定位一些蛋白质或多肽类物质的存在，并可精确到亚细胞结构水平，利用计算机图像分析系统或激光共聚焦显微镜技术等可对被检物质进行定量分析。凡是组织细胞内具有抗

原性的物质的,如肽类、激素、神经递质、细胞因子、受体、表面抗原等,均可用免疫组织化学方法显示,该方法目前广泛应用于基础与临床科研中。根据标记物的不同,免疫组织(细胞)化学染色可分为免疫荧光组织化学技术、免疫酶组织化学技术、亲和免疫组织(细胞)化学技术、免疫金银及铁蛋白标记技术等。免疫组织化学技术是最重要和最具影响力的一种特殊染色方法,为当代个性化靶向治疗以及分子医学研究提供强有力的手段。

四、原位杂交技术与荧光原位杂交技术

原位杂交技术(in situ hybridization,ISH)是应用标记的已知序列核苷酸片段作为探针,通过杂交直接在组织切片、细胞涂片或培养细胞爬片上检测和定位某一特定的靶 DNA 或 RNA 的存在的技术。该方法具有两个特点:① 基因水平的检测,即直接检测 DNA 或 RNA。② 可以明确定位,在保存组织结构的同时揭示组织细胞的异质性,细胞基因表达的异质性和细胞器中的区别定位。原位杂交与免疫组织化学在具体实验操作中有许多相似之处。1986 年使用荧光标记 DNA 探针,开启了荧光原位杂交时代。荧光原位杂交技术(florescence in situ hybridization,FISH)是一种利用荧光信号对原位杂交样本进行检测的技术,即用已知的标记单链核酸为探针,按照碱基互补的原则,经变性—退火—复性,与待检材料中未知的单链核酸进行特异性结合,形成可被检测的杂交双链核酸。将核酸探针的某一种核苷酸标记上的报告分子(如生物素、地高辛)与荧光素标记的特异亲和素之间的免疫化学反应,经荧光检测体系在镜下对待测 DNA 进行分析。它将荧光信号的高灵敏度、安全性及直观性和原位杂交的高特异性结合起来,通过荧光标记的核酸探针与待测样本核酸进行原位杂交,在荧光显微镜下对荧光信号进行辨别和计数,从而对染色体或基因异常的细胞和组织样本进行检测和诊断,为各种基因相关疾病的分型、预前和预后提供准确的依据。

五、组织细胞培养技术

组织细胞培养技术(tissue and cell culture technology)是将活体组织或活体细胞从体内取出,放在模拟体内生理环境等特定的体外条件下,使其生长和发育,并维持其结构和功能的一种培养技术。按照培养的结构成分,可以将其分为细胞培养、组织培养和器官培养。细胞培养是把取得的组织用机械或消化的方法分散成单个细胞悬液,然后进行培养、生长;组织培养是指把活体的一小块组织置于底物上孵育,细胞自其周围移出并生长;细胞培养和组织培养方法是没有截然界限

的,这些培养物的主要成分均属细胞,而这些细胞在体外生长时仍然是相互依存、相互影响的,呈现一定的组织特异性;器官培养是将活体器官或一部分器官取出置于体外生存、生长并同时保持其一定的结构和功能。细胞生命活动的主要方面都可以在体外培养中再现,因此,组织细胞培养技术现已广泛应用于生物学、医学的各个领域,成为重要的基础科学内容之一。不同的组织细胞对于体外培养细胞的生存条件各有不同的要求。

　　组织或细胞培养有很多优点:① 研究对象是活细胞。② 研究的条件可以人为地控制。③ 研究的样本可以达到比较均一性。④ 研究的内容便于观察、检测和记录。⑤ 研究的范围比较广泛。⑥ 研究的费用相对较经济。尽管组织细胞培养具有很多优点,但是亦存在一定的不足。其最根本的问题是尽管培养技术不断发展,研究人员也在努力创造条件模拟动物体内的状况,但是体外培养的组织或细胞与体内仍然存在差异,特别是分化的问题。可以说,任何组织或细胞置于体外培养后,其细胞形态和功能都会发生一定程度的改变。因此,对于体外培养的细胞,应该把它们视作一种保持动物体内原细胞一定的性状、结构和功能,又具有某些改变的特定细胞群体,而不能与体内的细胞完全等同。组织细胞培养存在一定的不稳定性也是其缺点之一,体外培养的细胞,尤其是反复传代、长期培养者,有可能发生染色体非二倍体改变等情况。另外,组织细胞培养对人员、设备等条件都要求较高,这些都影响组织细胞培养技术的更广泛应用。

第二章　基础验证性实验
（组织学与胚胎学部分）

实验一　上 皮 组 织

上皮组织（epithelial tissue）简称上皮（epithelium），由大量形态规则、排列紧密的细胞和少量的细胞间质组成。上皮细胞具有明显的极性（polarity），即细胞的不同面在结构和功能上具有显著差异。上皮细胞朝向体表或空腔性器官的内表面，称为游离面。与游离面相对且与结缔组织相连的另一面称为基底面，基底面与结缔组织间有一层薄膜，称为基膜。上皮组织内大多无血管，其营养供应来自结缔组织中的血管。上皮组织中有丰富的神经末梢，能感受各种刺激。上皮组织在机体中分布广泛，功能多样，具有保护、吸收、分泌、排泄等功能。根据上皮组织的来源、分布、形态和功能的差异，可将其分为被覆上皮、腺上皮和感觉上皮。

一、实验目的

（1）掌握上皮组织的一般结构特点。
（2）熟悉单层扁平上皮、单层立方上皮、变移上皮的结构特点。
（3）了解腺上皮、腺体、微绒毛、纤毛、基膜的分布、结构及功能。

二、实验内容

（一）单层扁平上皮（simple squamous epithelium）

【材料】蛙肠系膜标本，硝酸盐染色片。
【肉眼观察】铺片呈棕黄色不规则组织块。

　　【低倍观察】因标本属铺片,所见上皮细胞皆为表面观。各部厚薄不一,应选择标本最薄的部位进行观察。可见细胞边界呈多角形,相邻细胞间由棕黑色波浪线分开(图 2.1)。

　　【高倍观察】细胞形态常有变形,上皮细胞边缘呈锯齿状,彼此紧密相嵌。细胞核轮廓呈圆形或椭圆形,较透亮,位于细胞中央。转动显微镜细调节器可见到上面或下面出现另两层细胞,这是因为肠系膜由两层扁平上皮组成(图 2.2)。

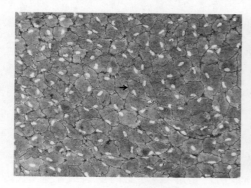 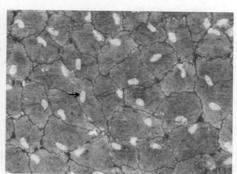

图 2.1　单层扁平上皮(银染法,100×)　　　　图 2.2　单层扁平上皮(银染法,400×)

　　　　箭头示扁平细胞　　　　　　　　　　　　　　　　箭头示扁平细胞

(二) 单层柱状上皮(simple columnar epithelium)

　　【材料】小肠标本,HE 染色片。

　　【肉眼观察】切片为长条形状,染蓝紫色部分的一面,是小肠腔面的黏膜部分。其余部分染粉红色,为小肠壁的其他组织。

　　【低倍观察】小肠黏膜伸出许多较长的指状突起,为小肠绒毛。绒毛表面为单层柱状上皮,但常常见到似有多层细胞排成复层的形状,是因为这是上皮的斜切面或是绒毛的横切面。选择切面比较规则,排列整齐的部分,换高倍镜观察(图 2.3)。

　　【高倍观察】

　　(1) 柱状细胞:细胞排列紧密,细胞高度大于宽度。细胞核为长圆形,位于细胞近基底部分。细胞的游离面,有一层被染成红色的线条构造,即为纹状缘。使视野稍暗,纹状缘的构造更易见到。

　　(2) 杯状细胞:位于柱状细胞之间。细胞顶部膨大椭圆形,染色浅似空泡状,这是由杯形细胞产生的分泌颗粒经制片时溶解所致。底部较细窄的部分可见细胞核,核染色深,常常因顶部分泌颗粒的挤压而呈三角形或半圆形(图 2.4)。

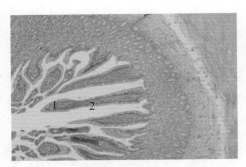 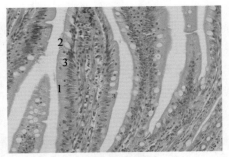

图 2.3　单层柱状上皮(HE 染色,100×)　　**图 2.4　单层柱状上皮(HE 染色,400×)**

1. 小肠绒毛;2. 柱状细胞　　　　　　　　1. 纹状缘;2. 杯状细胞;3. 柱状细胞

(三) 假复层纤毛柱状上皮(pseudostratified ciliated columnar epithelium)

【材料】气管标本,HE 染色片。

【肉眼观察】为气管的横断面,腔面蓝紫色的为假复层纤毛柱状上皮。

【低倍观察】标本为部分气管的横断面,切片呈环状,环的内层染成紫蓝色,排列整齐而紧密的一层细胞即假复层纤毛柱状上皮(图 2.5)。

【高倍观察】上皮由四种细胞构成。

(1) 柱状细胞:细胞呈柱状,顶端到达管腔面,细胞游离面可清楚地看到排列整齐的丝状结构为纤毛。细胞核呈椭圆形(图 2.6)。

(2) 杯状细胞:夹在柱状细胞之间,形如高脚酒杯,细胞上端膨大,顶端到达管腔面,胞质似空泡状,下端狭窄。细胞核呈扁圆形,位于基部,游离面无纤毛。

(3) 锥体形细胞:细胞呈锥体形,细胞核呈圆形,靠近基底部,紧贴在基膜上。

(4) 梭形细胞:细胞中部宽,两端尖细,细胞核呈卵圆形或梭形。

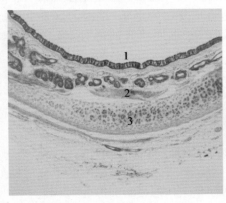 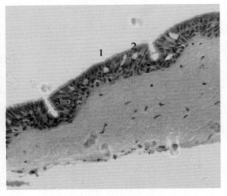

图2.5　假复层纤毛柱状上皮(HE 染色,100×) **图 2.6　假复层纤毛柱状上皮(HE 染色,400×)**

1. 上皮;2. 基膜;3. 软骨片　　　　　　　　1. 纤毛;2. 杯状细胞;3. 柱状细胞

以上各种细胞的基底部均位于基膜上,而细胞核的排列高度不等,好像是复层,实际是单层,上皮与结缔组织之间被染成粉红色的一层薄膜,即基膜。

(四)复层扁平上皮(stratified squamous epithelium)

【材料】食管标本,HE 染色片。

【肉眼观察】此标本为食管的横切面,依次可见薄层蓝色的上皮、淡红色的固有层、染色较浅的黏膜下层及深红色的肌层。

【低倍观察】上皮由多层细胞组成,细胞排列紧密,细胞质被染成红色,细胞核呈蓝色。与结缔组织交界处呈凹凸不平的波浪状连接(图 2.7)。

【高倍观察】上皮浅层细胞为扁平状,细胞核为卵圆形。多层扁平细胞相互交叉层层排列。中层细胞较大,呈多边形,细胞核为圆形,位于中央,细胞界限较清楚。基底部为一层矮柱状或立方形细胞,较小,细胞核卵圆形,染色较深(图 2.8)。

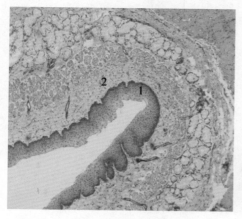 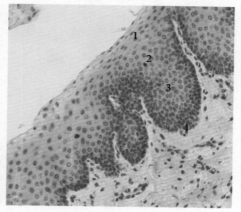

图 2.7 复层扁平上皮(HE 染色,100×)　　图 2.8 复层扁平上皮(HE 染色,400×)

1. 复层扁平上皮;2. 结缔组织　　　　　　　1. 扁平细胞;2. 梭形细胞;

3. 边形细胞;4. 锥形细胞

(五)变移上皮(transitional epithelium)

【材料】膀胱标本,HE 染色片。

【肉眼观察】较粗的组织标本为膀胱收缩期,较细的为膀胱扩张期。

【低倍观察】在膀胱内表面找到染成紫蓝色的上皮。

(1)收缩期:上皮细胞排列紧密,有 5～6 层,界限清楚。表层细胞呈大立方形,常见有双核,顶部胞质浓缩,染色较深;中层细胞为多边形;基底部细胞呈立方形或矮柱状。

(2)扩张期:上皮变薄,只有 2～3 层细胞,表层细胞变扁(图 2.9)。

【**高倍观察**】收缩状态的膀胱上皮表层细胞较大,称壳细胞,细胞游离面的胞质浓缩,故嗜酸性较强,呈深红色。有的壳细胞可见两核。上皮中间为几层多边形细胞,基底层为较小的细胞,细胞核着色较深(图 2.10)。

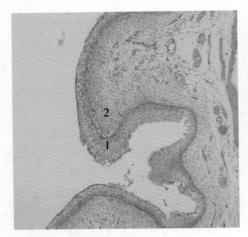 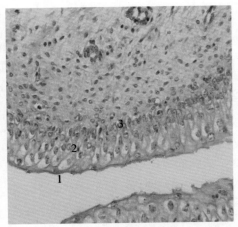

图 2.9　变移上皮(HE 染色,100×)　　　　图 2.10　变移上皮(HE 染色,400×)

　　1. 变移上皮;2. 结缔组织　　　　　　　1. 表层壳细胞;2. 中间层细胞;3. 基底层细胞

三、思考题

(1) 将观察过的各种上皮组织形态特点列表比较。

(2) 从上皮细胞的形态、排列方式思考被覆上皮的命名原则。

(3) 上皮细胞的特殊结构有哪些?其结构、功能如何?

实验二　结缔组织

结缔组织(connective tissue)又称支持组织(support tissue),它是人体分布最广泛的基本组织,具有连接、支持、营养、保护、防御和修复等功能,由细胞和大量的细胞间质组成。细胞间质由细胞产生,包括基质和纤维。结缔组织的特点是细胞成分较少,细胞间质相对较多,细胞散在分布于细胞间质内,无极性。根据细胞和纤维的种类以及基质的状态不同,广义的结缔组织包括胶态的固有结缔组织,固态的软骨组织和骨组织,液态的血液和淋巴液。固有结缔组织是构成器官的基本成分,根据细胞基质、纤维及细胞的数量与种类组成的不同,固有结缔组织可以分为疏松结缔组织、致密结缔组织、脂肪组织和网状组织等。

固有结缔组织

一、实验目的

(1)掌握疏松结缔组织中两种纤维(胶原纤维和弹性纤维)和三种细胞(成纤维细胞、巨噬细胞、肥大细胞)的形态特点。

(2)熟悉结缔组织的染色方法。

(3)了解致密结缔组织、脂肪组织、网状组织的结构特点。

二、实验内容

(一)疏松结缔组织(loose connective tissue)

【材料】皮下组织标本,活体注射台盼蓝+结缔组织特殊染色。

【肉眼观察】铺片呈紫红色不规则组织块。

【低倍观察】纤维交织成网。细胞散在纤维之间,被染成淡红色的粗纤维是胶原纤维,而被染成紫蓝色且有分支的细纤维是弹性纤维。两种纤维交叉排列形成的网眼内有散在的细胞成分(图2.11)。

【高倍观察】主要观察以下几种细胞:

(1)成纤维细胞:一般为扁平状,细胞轮廓不甚明显,有突起。核呈卵圆形,染色较浅。

(2)巨噬细胞:一般为椭圆形或不规则形状,核小而染色深,胞质内含有大小不等的蓝褐色的吞噬颗粒(图2.12)。

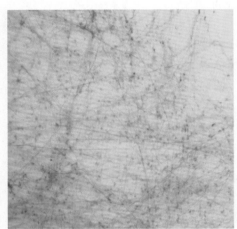
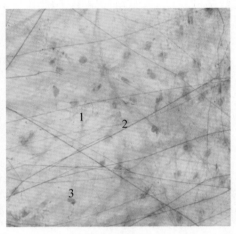

图 2.11　疏松结缔组织铺片　　　　图 2.12　疏松结缔组织铺片(特殊染色,400×)
（特殊染色,100×）　　　　　1. 胶原纤维;2. 弹性纤维;3. 成纤维细胞

（二）致密结缔组织（dense connective tissue）（肌腱 HE 染色）

【低倍观察】可见粗大的呈粉红色的胶原纤维束,平行排列较紧密,纤维之间有腱细胞。腱细胞核为长杆状,被染成蓝色。致密结缔组织的特征是间质内纤维特别丰富而致密。按纤维排列是否规则分为规则致密结缔组织和不规则致密结缔组织两种。肌腱的胶原纤维束平行排列的是规则致密结缔组织;成纤维细胞挤向纤维束之间,形态发生改变的,称为腱细胞（tendon cell）;真皮胶原纤维束交织排列的是不规则致密结缔组织。有些结缔组织的形态介于疏松结缔组织与致密结缔组织之间,称为细密纤维结缔组织,如消化管的固有层。

（三）脂肪组织（adipose tissue）

【材料】指皮标本片、头皮标本片,HE 染色。

【肉眼观察】标本上蓝紫色的表皮深部呈浅色的区域为脂肪组织。

【低倍观察】可见大量成团的空泡状脂肪细胞。脂肪细胞团之间有结缔组织形成的间隔,其内可见血管、神经(可先不辨认)等断面(图 2.13)。

【高倍观察】脂肪细胞常呈圆形或多边形,胞质内含一大空泡,系制片时所溶去的脂滴所致,细胞核被脂滴挤向一侧,呈新月形,着色浅(图 2.14)。

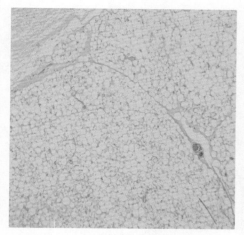

图 2.13 脂肪组织(HE 染色,100×)

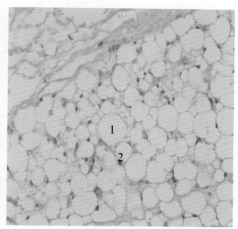

图 2.14 脂肪组织(HE 染色,400×)
1. 脂肪细胞;2. 脂肪细胞核

（四）网状组织（reticular tissue）

【材料】动物淋巴结标本片,镀银染色。

【高倍观察】网状纤维被染成黑色,细而分支较多,交织成网状(图2.15)。

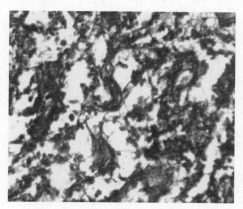

图 2.15 网状组织(镀银染色,400×)

三、思考题

（1）在组织切片上如何区分上皮组织和结缔组织？

（2）在染色铺片标本片上,可见到疏松结缔组织的哪些成分？哪些成分看不到？为什么？

软骨组织与骨组织

一、实验目的

（1）掌握透明软骨的结构特点。

（2）熟悉纤维软骨和弹性软骨的结构特点。

（3）了解骨组织的一般结构特点。

二、实验内容

（一）透明软骨（hyaline cartilage）

【材料】气管标本，HE 染色片。

【肉眼观察】标本为气管横切面的部分结构。在上皮的外周，染成紫蓝色的片状结构，即透明软骨。

【低倍观察】从软骨边缘向中央进行观察。

（1）软骨膜：为一层包被在软骨周围的染成红色的致密结缔组织，它和周围的结缔组织分界不清。

（2）基质：呈均质状的紫蓝色，看不到纤维和血管，其中分布有大小不等的软骨细胞。

（3）软骨细胞：靠近软骨膜附近的软骨细胞较小，呈扁圆形或梭形，长轴与软骨膜平行排列，常单个分布，排列紧密。近中央的软骨细胞较大，呈椭圆形或圆形，常 2 至数个细胞成群分布，即同源细胞群（图 2.16）。

【高倍观察】在近软骨膜的基质内，有卵圆形的软骨陷窝，其内有一个卵圆形的软骨细胞。越向软骨中央，软骨陷窝逐渐变大，陷窝呈圆形或卵圆形，内有 2 至数个软骨细胞。在制片过程中软骨细胞发生收缩，胞体呈星形或不规则形，故在细胞与陷窝壁之间出现空隙，软骨陷窝周围呈深蓝色的基质称软骨囊（图 2.17）。

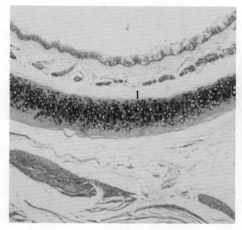

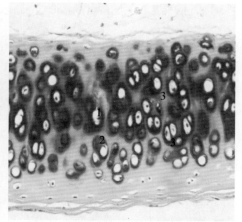

图 2.16　透明软骨(HE 染色,100×)

1. 软骨膜;2. 软骨细胞

图 2.17　透明软骨(HE 染色,400×)

1. 软骨陷窝;2. 软骨囊;3. 同源细胞群

(二)弹性软骨(elastic cartilage)

【材料】耳郭标本,弹性纤维染色片。

【低倍观察】基质中含有大量交织成网的染成蓝色的弹性纤维,在软骨囊周围特别致密。其他结构与透明软骨基本相似(图 2.18)。

【高倍观察】可见软骨细胞较多,排列较密集,细胞之间的基质中含大量呈紫蓝色的弹性纤维,相互交织成网(图 2.19)。

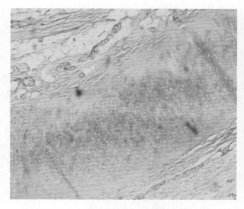

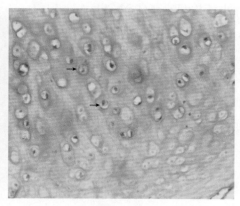

图 2.18　弹性软骨(HE 染色,100×)

图 2.19　弹性软骨(HE 染色,400×)

箭头示软骨细胞

（三）纤维软骨（fibrous cartilage）

【材料】椎间盘标本片，HE 染色。

【低倍观察】可见大量染成红色平行或交叉排列的胶原纤维束。纤维束之间有散在或成行排列的软骨细胞。

【高倍观察】可见胶原纤维数量多，红染且平行或交错排列。软骨细胞较少，位于纤维束之间。

（四）骨磨片（ground section of bone）

【材料】长骨骨干标本片，大力紫浸染。

【肉眼观察】大力紫浸染的骨磨片呈紫蓝色。

【低倍观察】

（1）骨单位（哈佛氏系统）：中央的腔隙为中央管的横断面。以中央管为中心可见到周围的数层呈同心圆排列的骨板。

（2）间骨板：是位于骨单位之间的一些不规则的骨板。

（3）内、外环骨板：这些结构在制片中常被磨去。

（4）穿通管（福尔克曼氏管）：横穿于内、外环骨板内，或连接两相邻的中央管。

（5）骨陷窝：在骨板内和骨板间有许多卵圆形的黑色小腔，即骨陷窝。

（6）骨小管：从骨陷窝向四周发出许多放射状、细丝样小管，即骨小管。相邻骨小管相互通连（图 2.20）。

【高倍观察】高倍镜下选择一个结构完整而清晰的骨单位观察。在数层呈同心圆排列的环骨板及其他骨板的骨板内或骨板间，有许多椭圆形的骨陷窝（因骨陷窝内有染料而呈紫蓝色）。骨陷窝向四周伸出许多细线样的骨小管，相邻骨陷窝之间的骨小管彼此相通。但骨小管在黏合线以内返折，不与相邻骨单位的骨小管相通（图 2.21）。

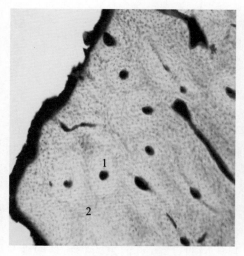
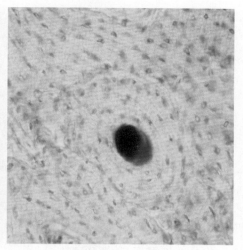

图 2.20 骨磨片(大力紫染色,100×)　　　　图 2.21 骨磨片(大力紫染色,400×)
1. 中央管;2. 间骨板

三、思考题

(1) 软骨组织的结构有哪些特点?
(2) 三种软骨组织的结构主要有哪些区别?
(3) 镜下可观察到骨组织的哪些结构特点?

血　液

一、实验目的

(1) 掌握各种血细胞的形态特点。
(2) 熟悉网织红细胞的结构特点。
(3) 了解血涂片制作过程。

二、实验内容

(一)血液涂片(blood smear)

【材料】人血液标本、瑞氏染色片。

【肉眼观察】标本呈红色均匀的薄膜状。

【低倍观察】视野中看到大量被染成红色的无核细胞为红细胞。红细胞之间散在的有核细胞即为白细胞。所见不规则的小块状物,为血小板。选择涂片均匀且白细胞较多的区域换高倍镜观察。

【高倍观察或油镜观察】转动显微镜细调焦螺旋,待看清楚细胞后,再换油镜观察。

转开高倍镜头,在原镜头玻片处滴一滴香柏油,然后将油镜头轻轻移向玻片。并接触油滴,转动细调节器,直到看清楚细胞(图 2.22)。

(1)红细胞(erythrocyte):呈圆形,无核,被染成淡红色,细胞周围着色较深,中央着色较浅。细胞大小一致,多属正面观。

(2)白细胞(leukocyte):体积比红细胞大,有细胞核,易与红细胞相区别。因数量明显比红细胞少,需移动玻片寻找。白细胞分为以下几种:① 中性粒细胞(neutrophilic granulocyte):因数量最多,容易找到。在胞质内有细小、分布均匀、被染成淡紫红色的颗粒。细胞核被染成紫蓝色,有 2～5 个核叶,核叶间有细丝相连。有的核呈杆状,为较幼稚的细胞(图 2.23);② 嗜酸性粒细胞(eosinophilic granulocyte):胞体一般比中性粒细胞大。细胞质内充满粗大而分布均匀的鲜红色颗粒。细胞核多为两叶,呈紫蓝色(图 2.24);③ 嗜碱性粒细胞(basophilic granulocyte):较难找到。细胞质内含有大小不等、分布不均匀的紫蓝色颗粒。细胞核呈"S"形或不规则形,着色比颗粒浅,常被嗜碱性颗粒遮盖而看不清;④ 淋巴细胞(lymphocyte):为圆形的大小不等的细胞,小淋巴细胞最多(直径 6～8 μm),核圆形或卵圆形,被染成紫蓝色,一侧常有凹痕。胞质少,被染成天蓝色。中淋巴细胞胞质相对增多。大淋巴细胞胞质更丰富(图 2.25);⑤ 单核细胞(monocyte):体积最大,细胞质较多,被染成浅灰蓝色,其内可见有分散而细小的嗜天青颗粒。细胞核呈肾形或马蹄形,偏于细胞的一侧,比淋巴细胞的核着色浅,呈蓝色(图 2.26)。

(3)血小板(blood platelet):为不规则的蓝色小体,常聚集成群,分散在红细胞之间。周围部分呈透明浅蓝色,中央为紫蓝色颗粒(图 2.27)。

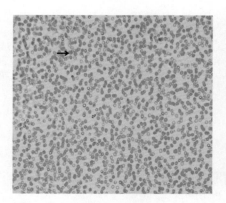

图 2.22 血涂片(瑞氏染色,400×)
箭头示红细胞

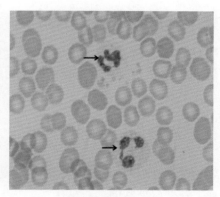

图 2.23 中性粒细胞(瑞氏染色,1000×)
箭头示中性粒细胞

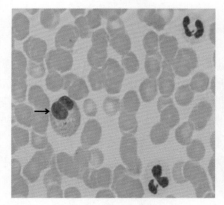

图2.24 嗜酸性粒细胞(瑞氏染色,1000×)
箭头示嗜酸性粒细胞

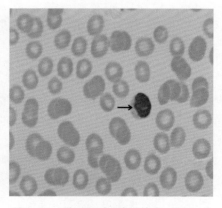

图 2.25 淋巴细胞(瑞氏染色,1000×)
箭头示淋巴细胞

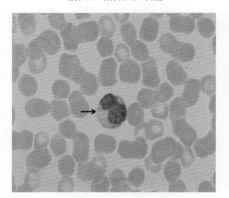

图 2.26 单核细胞(瑞氏染色,1000×)
箭头示单核细胞

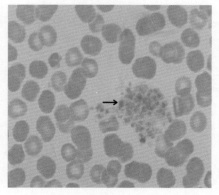

图 2.27 血小板(瑞氏染色,1000×)
箭头示血小板

（二）网织红细胞（reticulocyte）

【材料】人血液标本片,煌焦油蓝染色。

【高倍观察】红细胞和网织红细胞均呈黄色,后者细胞胞质内见有深蓝色细小颗粒或网状结构。

三、思考题

（1）试述红细胞的形态结构特点与功能的关系。
（2）各种白细胞的形态结构特征及生理功能有哪些?

实验三　肌肉组织

肌肉组织（muscle tissue）主要由具有收缩功能的肌细胞（muscle cell）和少量的结缔组织、血管、淋巴管及神经构成。肌细胞呈细长纤维形态,故又称肌纤维（muscle fiber）,肌细胞膜称肌膜（sarcolemma）,肌细胞质称肌浆（sarcoplasm）,根据肌肉组织的形态结构和机能的不同分为骨骼肌、心肌和平滑肌三种。骨骼肌、心肌又称横纹肌（striated muscle）。骨骼肌受躯体神经支配,属随意肌,心肌和平滑肌受自主神经支配,属不随意肌。

一、实验目的

（1）掌握骨骼肌、心肌的微细结构特点。
（2）熟悉肌肉组织的一般结构特点。
（3）了解平滑肌的形态特点。

二、实验内容

（一）骨骼肌（skeletal muscle）

【材料】骨骼肌标本,HE染色片。

【肉眼观察】可见两条长短不等、红染的骨骼肌组织,长者为纵切面,短者为横切面。

【低倍观察】肌细胞被染成粉红色,纵切面呈带状,周边可见多个被染成蓝色的细胞核。横切面呈不规则的多角形,周围见有蓝色点状细胞核,肌细胞之间有少量结缔组织(图 2.28)。

【高倍观察】

(1)纵切面:肌纤维呈粉红色长带状,靠近肌膜内面有许多纵形排列的卵圆形细胞核,呈紫蓝色。肌原纤维沿肌纤维的长轴平行排列,呈细丝状。肌纤维上可见有明暗相间的横纹,深色的为暗带,浅色的为明带(图 2.29)。

(2)横切面:肌纤维呈圆形或不规则形,细胞核位于边缘。肌原纤维呈粉红色细点状。肌纤维之间可见有少量结缔组织。

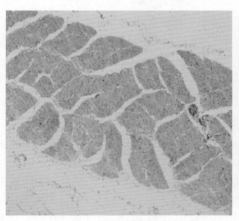 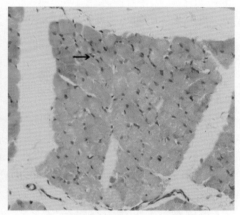

图 2.28　骨骼肌(HE 染法,100×)　　　图 2.29　骨骼肌(HE 染法,400×)

箭头示肌细胞核

(二)骨骼肌(铁苏木素染色)

【材料】骨骼肌标本,铁苏木素染色片。

【肉眼观察】可见两条长短不等的、染成深蓝色的骨骼肌组织,长者为纵切面,短者为横切面。

【低倍观察】分别观察纵切面和横切面的肌纤维形态及排列方式(图 2.30)。

【高倍观察】深蓝色的为暗带,着色较浅的为明带,明带与暗带相间排列,明暗交界处可见一条深色的细线,为间线(图 2.31)。

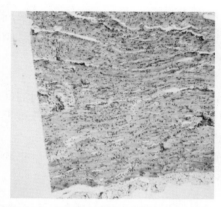

图2.30　骨骼肌(铁苏木素染色,100×)　　图2.31　骨骼肌(铁苏木素染色,400×)

　　　　　　　　　　　　　　　　　　　　　　　　　　箭头示肌细胞核

（三）心肌(cardiac muscle)

【材料】心脏标本,铁苏木素染色片。

【肉眼观察】红染的为心肌组织。

【低倍观察】可见到心肌纤维的纵、横、斜等各种不同切面。

（1）纵切面:心肌纤维呈带状,具有分支,分支交织成网。细胞核多为一个,位于中央。

（2）横切面:心肌纤维呈不规则的圆形或椭圆形。细胞核位于中央,有的见不到细胞核(图2.32)。

【高倍观察】纵切面心肌纤维分支彼此吻合成网。核圆形,位于心肌纤维的中央,有的可见到2个核。可见不如骨骼肌明显的横纹,相隔一定距离横贯肌纤维、染色较深的细线为闰盘,这是心肌的连接结构(图2.33)。

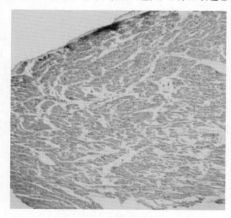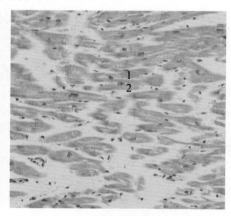

图2.32　心肌(铁苏木素染色,100×)　　图2.33　心肌(铁苏木素染色,400×)

　　　　　　　　　　　　　　　　　　　　　1.闰盘;2.心肌细胞细胞核

三、思考题

(1) 比较骨骼肌纤维与心肌纤维形态结构的异同点。

(2) 如何区分心肌纤维的闰盘和横纹?

(3) 平滑肌的形态结构特点有哪些?

实验四　神　经　组　织

神经组织(nervous tissue)由神经细胞和神经胶质细胞组成,是神经系统中最主要的组织成分。神经细胞(nerve cell)又称神经元(neuron),是有突起的细胞,它们具有接受刺激传导冲动和整合信息的能力。通过神经元之间的联系,可将接收到的信息传递给相应的组织器官产生效应。此外有一些神经元(如下丘脑某些神经元)还具有内分泌的功能。神经胶质细胞(neuroglial cell)也是带有突起的细胞,数量为神经元的 10~50 倍,不具有接受刺激、传导冲动的能力,对神经元起支持保护、营养和绝缘等作用。

一、实验目的

(1) 掌握神经元的形态和有髓神经纤维的结构特点。

(2) 熟悉触觉小体、环层小体、运动终板的结构特点。

(3) 了解神经胶质细胞的结构特点。

二、实验内容

(一) 多极神经元(multipolar neuron)

【材料】脊髓标本,HE 染色片。

【肉眼观察】脊髓横切面呈椭圆形,中部染色较红呈蝴蝶形的结构为灰质。灰质较宽大的一端为前角,较狭小的一端为后角。要观察的部位在灰质的前角。

【低倍观察】脊髓灰质中央的圆形空腔为中央管,中央管两侧的灰质,其较宽阔的一端叫前角。找到前角,可见前角内有一些散在的、体形较大、染色较深的多角形细胞,即为多极神经元。除神经元外,周围所见大量大小不等的蓝色圆点均为神经胶质细胞的核。选择一个典型的多极神经元,移至视野中央,换高倍镜观察(图2.34)。

【高倍观察】多极神经元的细胞体形态不规则,可见到数个突起的根部。细胞核大而圆,位于中央,染色浅,内有深色的核仁。细胞质内有许多大小不等的紫蓝色块状物,即为嗜染质(尼氏体)。轴突内不含嗜染质。在轴突与胞体相连处染色浅淡的区域为轴丘,也不含嗜染质,神经元周围的胶质细胞有三种:胞核较大的是星形胶质细胞;少突胶质细胞核较小,圆形,染色深(图2.35)。

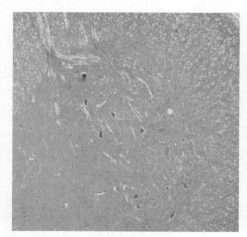

图2.34 脊髓(HE染色,100×)

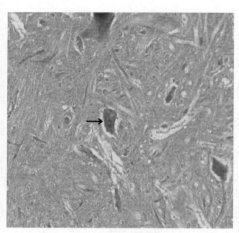

图2.35 脊髓(HE染色,400×)

箭头示神经元

(二)神经原纤维(neurofibril)

【材料】脊髓标本,镀银染色片。

【肉眼观察】脊髓横切面呈椭圆形,被染成棕黄色,灰质处染色较深。

【低倍观察】在前角内可见许多多极神经元,找一个胞体较大、突起较多并切到细胞核的神经元,换高倍镜观察(图2.36)。

【高倍观察】胞体和突起内充满棕褐色的细丝状结构,即神经原纤维。神经原纤维在胞体内交织成网,在突起内平行排列(图2.37)。

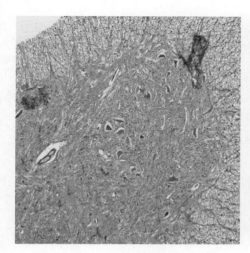

图 2.36 脊髓(硝酸银染色,100×)

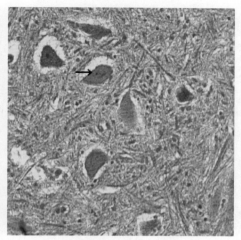

图 2.37 脊髓(硝酸银染色,400×)

箭头示神经元

(三)有髓神经纤维(myelinated nerve fiber)

【材料】坐骨神经标本,HE 染色片。

【肉眼观察】切片中所见粉红色长条形结构为纵切面,粉红色圆形结构为横切面。

【低倍观察】

(1)纵切面:许多神经纤维平行排列,选一段完整而清晰的神经纤维,移到视野中央,换高倍镜观察。

(2)横切面:整条神经外面围有结缔组织,为神经外膜。结缔组织伸入神经内部,将神经分成许多大小不等的神经束,每条神经束外面的结缔组织称为神经束膜。神经束膜伸入到神经束内包在神经纤维周围者为神经内膜。

【高倍观察】

(1)纵切面:在神经纤维中央见有一条紫红色的粗线为轴突。轴突两侧染色浅淡呈细网状结构的为髓鞘。在神经纤维无髓鞘的狭窄处为郎飞结。髓鞘的边缘所见粉红色细线,即为神经膜。还可见到施万细胞核,呈卵圆形。神经内膜中的成纤维细胞核细长,染色较深,要注意区别。

(2)横切面:神经纤维呈圆形,中央紫红色圆点为轴突。轴突周围色浅处为髓鞘。髓鞘边缘可见施万细胞核,神经纤维之间有神经内膜。

（四）神经末梢（nerve ending）

1. 游离神经末梢（free nerve ending）

【材料】指尖皮肤标本,镀银染色片。

【高倍观察】在淡黄色的复层扁平上皮中所见黑色细丝结构,即为游离神经末梢。

2. 触觉小体（tactile corpuscle）

【材料】指尖皮肤标本,HE 染色片。

【低倍观察】在真皮乳头中找到椭圆形的结构,为触觉小体,换高倍镜观察。

【高倍观察】触觉小体呈椭圆形,内有多个横行排列的扁平细胞,神经纤维不易辨认,外包结缔组织被膜。

3. 环层小体（lamellar corpuscle）

【材料】手掌皮标本,HE 染色片。

【低倍观察】在真皮深层中找到圆形或椭圆形的结构,为环层小体。

【高倍观察】环层小体横切面,周围有许多呈同心圆排列的扁平细胞和结缔组织。小体中央有一紫红色小点,为无髓神经纤维轴突的横断面。

4. 运动终板（motor endplate）

【材料】肋间肌标本,氯化金染色片。

【低倍观察】骨骼肌纤维被染成紫红色,神经纤维被染成黑色,神经纤维分支的末端膨大成爪状,附着于骨骼肌纤维的表面,即为运动终板。

三、思考题

（1）试述神经元的形态结构特点。

（2）试述神经与有髓神经纤维的结构特点。

（3）试述突触的形态结构特点。

（4）试述神经末梢的分类及结构特点。

实验五 神经系统

神经系统主要由神经组织构成,可分为中枢神经系统和周围神经系统两部分,前者由脑和脊髓组成,后者由神经节和神经组成。在中枢神经系统中,神经元胞体集中的部分色泽灰暗，称为灰质（gray matter）；只含有神经纤维的部分色泽苍白，称为白质（white matter）；大脑和小脑的灰质位于脑的表层，故又称皮质（cortex），皮质下是白质。白质内散在分布的一些灰质团块称神经核。脊髓的灰质则位于中央，周围是白质。在周围神经系统中，神经元胞体集中的部分构成神经节或神经丛。神经系统的功能活动是通过无数神经元及其突起建立的神经网络（反射弧）实现的。神经系统直接或间接调控机体各系统器官的活动，对体内外的各种刺激做出迅速而完善的适应性反应。

一、实验目的

（1）掌握大脑皮质、小脑皮质和脊髓的组织结构。
（2）熟悉神经节和交感神经节的结构。
（3）了解白质内神经核团。

二、实验内容

（一）大脑（cerebrum）

【材料】猴大脑标本，HE 染色片。

【肉眼观察】标本凹凸不平的一侧为脑回和脑沟，其表面着色较深的是皮质（2～3 mm 厚），深部着色较浅的为髓质。

【低倍观察】

（1）软膜：为紧贴大脑表面的薄层结缔组织，富含血管。

（2）皮质（灰质）：由许多大小、形状不一的神经细胞、神经胶质细胞及细胞间少量染成红色的无髓神经纤维构成。皮质的神经元分层排列，由外向内分为六层，但在 HE 染色标本中，各层界限不清。

（3）髓质（白质）：主要由被染成红色的无髓神经纤维和神经胶质细胞构成（图2.38）。

【高倍观察】选择一较大且切面完整的锥体细胞观察。胞体呈锥体形，锥顶向表面，其主干树突自锥顶伸出，胞质含尼氏体，核大而圆（图2.39）。

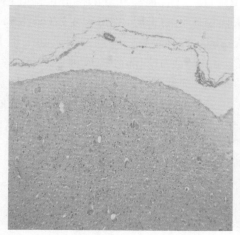

图 2.38　大脑(HE 染色,100×)　　　图 2.39　大脑(HE 染色,400×)

（二）小脑(cerebellum)

【材料】猴小脑标本,硝酸银染色片。

【肉眼观察】标本呈叶片状,各叶片表面呈粉红色及紫蓝色的两部分共同组成皮质(灰质),厚约 1 mm。深层粉红色的部分为髓质(白质)。

【低倍观察】分辨皮质和髓质及皮质的三层结构。皮质表面,厚而着色浅的为分子层;靠近髓质,厚而着色深的为颗粒层;两者之间有一排大神经元的胞体,为浦肯野细胞层。髓质(白质)位于皮质深部,染色最浅,与皮质界限清楚,主要由无髓神经纤维构成(图 2.40)。

【高倍观察】重点观察皮质:

（1）分子层:细胞较少,主要由无髓神经纤维构成。

（2）浦肯野细胞层:由一排浦肯野细胞组成。胞体大,呈梨状,染色较深,核大,核仁明显。

（3）颗粒层:主要由大量颗粒细胞密集排列而成。颗粒细胞小而圆,染色较深(图 2.41)。

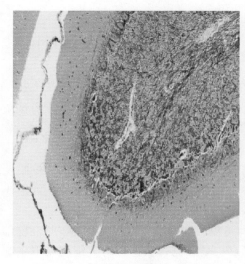

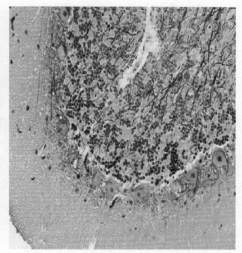

图 2.40　小脑(硝酸银染色,100×)　　　　图 2.41　小脑(硝酸银染色,400×)

(三) 脊髓(spinal cord)

【材料】脊髓标本,HE 染色片。

【肉眼观察】脊髓横切面为椭圆形,灰质居中,着色较红,呈蝴蝶形,有四个突起,两个较粗短的称前角灰质,两个较细长的称后角灰质。白质在灰质的周围,着色淡红。

【低倍观察】白质着浅粉红色,位于脊髓周围,为神经纤维集中处。神经纤维呈大小不等的圆形,髓鞘溶解呈空泡状,其中紫红色小点为轴突,其间散布着较小的圆形或椭圆形神经胶质细胞核。辨认灰质的前角和后角,前角中有许多体积很大的细胞,着紫蓝色,为前角多极神经元的胞体,后角的神经细胞较小。脊髓中央两侧灰质连接处一圆形小孔为中央管(图 2.34)。

【高倍观察】前角多极神经元属于运动神经元。选择一个突起较多而且有核的多极神经元观察。

(1) 胞体:大,呈多角形,伸出数个突起;核位于细胞中央,大而圆;染色呈空泡状,核仁明显,着色深;胞质着浅红色,内含许多蓝色块状的尼氏体。

(2) 树突:数个,分支多。树突从胞体发出时粗大,逐渐变细,内含尼氏体。

(3) 轴突:只有一个(不易切到,此处神经元如未切到,需用其他神经元仔细辨认),粗细均匀。轴突自胞体发出处的胞质呈圆锥形,呈粉红色,此为轴丘。轴丘、轴突均不含尼氏体。神经细胞周围染成紫蓝色的呈圆形或椭圆形的小细胞核,为神经胶质细胞核,HE 染色不能显示神经胶质细胞全貌,粉红色交织成网的纤维为神经纤维(图2.35)。

(四) 脊神经节 (spinal ganglion)

【材料】兔脊神经节标本,HE染色片。

【肉眼观察】切片呈粉红色条状,椭圆形膨大部分为脊神经节。

【低倍观察】脊神经节表面包裹着一层染色深的致密结缔组织被膜,节内见束状排列的有髓神经纤维,将节细胞及其周围的神经节胶质细胞分隔成群。

【高倍观察】

(1) 感觉神经细胞:胞体呈圆形大小不等,成群分布。核圆形,居中央,核膜明显,核浅染,核仁清楚;胞质嗜酸性,胞质中含有大量染为紫蓝色的细小颗粒即尼氏体。突起仅一条,常被切断而不易见到。

(2) 卫星细胞:每个节细胞胞体周围均可见一层呈扁平状的小细胞,即卫星细胞,其胞核小,呈圆形或卵圆形,染色深胞质少,呈红色线状。有的节细胞与卫星细胞之间出现裂隙,可能为细胞收缩所致。

三、思考题

(1) 光镜下如何区分大脑皮质和小脑皮质?

(2) 脊髓神经节与交感神经节在组织结构上有哪些异同点?

实验六　循环系统

循环系统(circulatory system)是连续而封闭的管道系统,包括心血管系统和淋巴管系统两部分。心血管系统由心脏、动脉、毛细血管和静脉组成。心脏是输送血液的动力器官"泵",它推动着血液在心血管系统中周而复始地流动。

一、实验目的

(1) 掌握动脉、毛细血管和心脏的组织结构特点。

(2) 熟悉血管壁的基本结构,静脉的结构特点。

(3) 了解毛细血管的结构特点。

二、实验内容

(一) 大动脉(large artery)

【材料】主动脉标本,HE 染色片。

【肉眼观察】粉红色的一段为大动脉。

【低倍观察】靠腔面的为内膜,内皮下方的内皮下层相对较厚;中膜较厚,呈红色;外膜为结缔组织,含有营养血管。再观察弹性纤维染色标本,中膜被染成紫蓝色波浪状(图 2.42)。

【高倍观察】观察大动脉的中膜,可见多层紫蓝色波浪状的弹性膜(图 2.43),弹性膜间有少量平滑肌纤维及胶原纤维和弹性纤维;内、外弹性膜由于中膜的弹性膜而不明显。

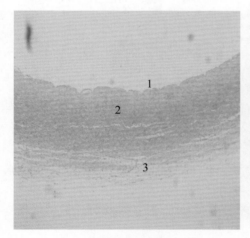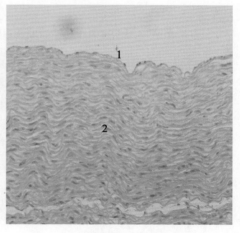

图 2.42　大动脉(HE 染色,100×)
1. 内膜;2. 中膜;3. 外模

图 2.43　大动脉(HE 染色,400×)
1. 内膜;2. 中膜

(二) 大静脉(large vein)

【材料】大静脉标本,HE 染色片。

【低倍观察】三层膜分界不明显。内膜较薄;中膜不发达,由结缔组织及几层排列疏松的平滑肌纤维组成;外膜很厚,结缔组织中有纵行排列的平滑肌束(图 2.44)。

【高倍观察】观察外膜中的平滑肌束,为平滑肌的横断面,可见切到的细胞核,三层分界不清,无内弹性膜(图 2.45)。

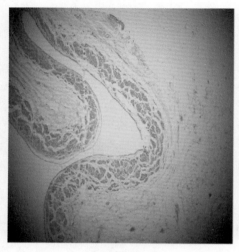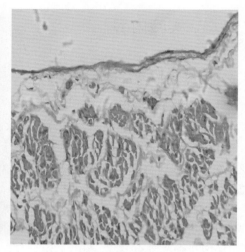

图 2.44　大静脉(HE 染色,40×)　　　　　图 2.45　大静脉(HE 染色,400×)

（三）中动脉(medium-sized artery)

【材料】狗股中动脉标本,HE 染色片。

【肉眼观察】可见几个血管横断面,管壁较厚、腔较小而圆的为中动脉。

【低倍观察】中动脉管壁厚,管腔圆而规则,管壁从内向外分为内膜、中膜、外膜三层(图 2.46)。

【高倍观察】中动脉管腔规则,三层膜分界明显。

（1）内膜较薄,内皮为靠腔面的一层单层扁平上皮;内皮下层为内皮下方的薄层结缔组织;内弹性膜红色波浪状。

（2）中膜厚,主要是几十层环形排列的平滑肌纤维,肌纤维间有少量结缔组织纤维。

（3）外膜与中膜等厚,疏松结缔组织含有营养血管,中膜与外膜交界处有外弹性膜,有的部位不连续,没有内弹性膜明显(图 2.47)。

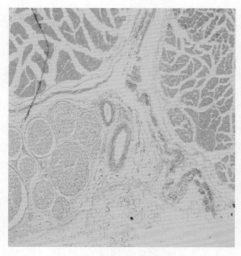

图 2.46 中等动静脉(HE 染色,100×)　　图 2.47 中等动静脉(HE 染色,400×)

（四）心脏（heart）

【材料】心脏标本,铁苏木素染色片。

【肉眼观察】染成红色的区域可大概区分为三层。

【低倍观察】心脏壁由三层膜构成：

（1）心内膜。位于腔面,较薄。

（2）心肌膜。较厚,染色深,由大量心肌纤维组成。

（3）心外膜浆膜。结缔组织内含有血管、神经和脂肪组织(图 2.32)。

【高倍观察】观察心内膜下层浦肯野纤维,为细胞的横切面。细胞较大,染色较淡(肌原纤维少),有 1～2 个核,位于中央。相邻的心肌纤维连接处有染色较深的闰盘(图 2.33)。

三、思考题

（1）比较大动脉与大静脉结构的异同点。

（2）心脏的结构特点有哪些?

（3）如何区分切片中动、静脉血管?

实验七　免　疫　系　统

免疫系统(immune system)是机体内重要的防御系统,由淋巴器官、淋巴组织细胞和免疫活性分子构成。免疫系统主要有三个方面功能:① 免疫防御:识别和清除侵入机体的抗原,包括病原微生物、异体细胞和异体大分子物质;② 免疫监视:识别和清除体内表面抗原发生变异的细胞,包括肿瘤细胞和病毒感染的细胞等;③ 免疫稳定:识别和清除体内衰老死亡的细胞,维持机体内环境的稳定。

一、实验目的

(1)掌握淋巴结、脾脏的结构特点。

(2)熟悉胸腺的结构特点。

(3)了解扁桃体的结构特点。

二、实验内容

(一)胸腺(thymus)

【材料】动物胸腺标本,HE 染色片。

【肉眼观察】标本为椭圆形,表面为染成红色的结缔组织被膜,可见不完全分隔的胸腺小叶,周围染成深蓝色者为皮质,中央色浅者为髓质。

【低倍观察】表面为致密的结缔组织被膜,伸入实质的部分为小叶间隔,把胸腺分为许多小叶。小叶周边为染色深的皮质,中央为染色浅的髓质,由于小叶分隔不完全,相邻小叶的髓质彼此相连(图 2.48)。

【高倍观察】

(1)皮质由大量胸腺细胞(发育中的 T 细胞)和少量染色较浅的胸腺上皮细胞组成。

(2)髓质由大量胸腺上皮细胞及少量 T 细胞等组成,常见有圆形或椭圆形的胸腺小体,是由数层扁平的胸腺上皮细胞呈同心圆排列而成的,中央退化呈均质嗜酸性结构(图 2.49)。

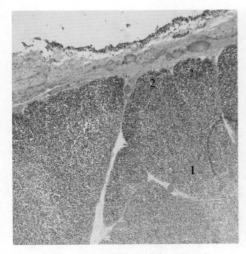

图 2.48 胸腺(HE 染色,100 ×)

1. 髓质;2. 皮质

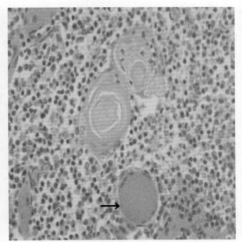

图 2.49 胸腺(HE 染色,400 ×)

箭头示胸腺小体

(二)脾(spleen)

【材料】动物脾标本,HE 染色片。

【肉眼观察】标本染色不均匀,被膜较厚,大片红色结构为红髓,其中的蓝点状结构为白髓。

【低倍观察】

(1)被膜和小梁被膜较厚,致密结缔组织中还含有少量平滑肌纤维,被膜伸入实质形成小梁,其中有小梁动脉和小梁静脉。

(2)白髓主要由淋巴组织构成。① 脾小体:即脾脏中的淋巴小结,小体一侧中常伴有动脉周围淋巴鞘。② 动脉周围淋巴鞘:位于脾小体一侧,中央动脉周围环绕的薄层弥散淋巴组织。③ 边缘区:白髓和红髓交界的区域,不易区分。

(3)红髓因富含血管,故染成红色。① 脾索:富含血细胞的淋巴组织构成的索条状结构,腔大而不规则,互相吻合成网。② 脾窦:又称脾血窦,为脾索之间互相连接的不规则空隙,内含血细胞(图 2.50)。

【高倍观察】

(1)脾索:内含淋巴细胞、浆细胞、巨噬细胞及各种血细胞。

(2)脾血窦:窦腔不规则,血窦横断面的窦壁内侧,可见杆状内皮细胞横断,呈点状排列,细胞核圆形,多突向腔内,腔内含有各种血细胞(图 2.51)。

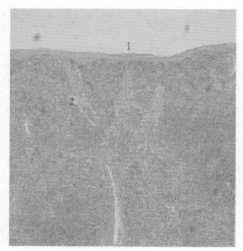 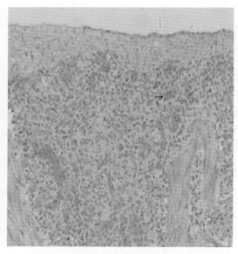

图 2.50　脾(HE 染色,100×)　　　　图 2.51　脾(HE 染色,400×)
　　1. 被膜;2. 脾小体　　　　　　　箭头示鞘动脉周围淋巴

(三) 淋巴结(lymph nodes)

【材料】动物淋巴结标本,HE 染色片。

【肉眼观察】呈豆形,外周为薄层被膜,被膜下周围染色深的为皮质,中央染色浅的为髓质。

【低倍观察】

(1) 被膜与小梁薄层结缔组织,其中有数条输入淋巴管;淋巴结一侧凹陷处为淋巴结门部,有几条输出淋巴管,此处无皮质,结缔组织多。直接与髓质相连(有的切片未切到),被膜伸入实质形成小梁。被膜和小梁均被染成粉红色,被膜中可见到输出淋巴管。

(2) 皮质由浅层皮质、副皮质区和皮质淋巴窦(简称皮窦)构成。浅层皮质位于皮质浅层,由淋巴小结及小结间的结缔组织组成。淋巴小结圆形或椭圆形,有的中央有染色浅的生发中心。副皮质区位于皮质深层,为大片弥散淋巴组织,此区内有高内皮(立方形)的毛细血管后微静脉。皮窦有被膜下的被膜下窦和小梁周围的小梁周窦。

(3) 髓质位于淋巴结中央,与皮质无明显界限。① 髓索:染色较深,密集形成的索条状结构,粗细不等,互相吻合成网。② 髓窦:位于髓索之间或小梁与髓索之间,较皮窦宽大(图 2.52)。

【高倍观察】观察淋巴窦的窦腔中有星形内皮细胞(着色浅,胞核较大),有巨噬细胞、淋巴细胞等。

（1）淋巴小结：小结帽位于淋巴小结的顶部及周围，为密集排列的小淋巴细胞，核小，染色较深。生发中心的明区位于小结帽内侧，主要由网状细胞、巨噬细胞和中淋巴细胞等组成；暗区位于明区的内侧，染色深，由大淋巴细胞组成。

（2）毛细血管后微静脉：位于副皮质区，可见横断面或纵断面，其管壁的内皮细胞为立方形，胞质染色淡，核圆染成蓝紫色。

（3）皮质淋巴窦：窦壁衬有扁平的内皮细胞，细胞核长而扁，胞质不清。窦内淋巴细胞被染成紫蓝色。巨噬细胞体积大不规则，胞质粉染，核小且深染；网状细胞呈星形，其突起互相连接成网，交织于窦内，核卵圆形，染色浅，核仁不清。

（4）髓窦：窦壁由扁平的内皮细胞围成，核扁，胞质少，紧贴髓索及小梁表面。窦内的星状内皮细胞有突起呈星形，彼此相连，核较大为圆形，着色浅，核仁明显，胞质染粉红色。窦内的巨噬细胞较大，呈卵圆形或不规则形；核较小，染色较深；胞质较多，被染成红色（图2.53）。

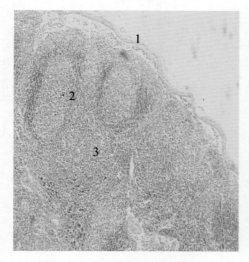

图2.52　淋巴结(HE染色,100×)
1. 被膜；2. 浅层皮质；3. 副皮质区

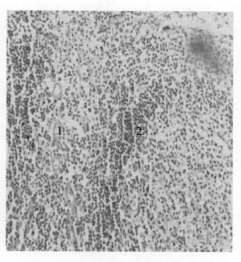

图2.53　淋巴结(HE染色,400×)
1. 明区；2. 暗区

三、思考题

（1）淋巴结与脾脏的结构有何异同？

（2）胸腺的主要结构和功能有哪些？

实验八　消　化　系　统

消化系统(digestive system)由消化管和消化腺组成,通过对摄入的食物进行物理性和化学性消化,将大分子物质分解为氨基酸、单糖、甘油酯等小分子物质,吸收后供机体生长代谢的需要。消化管(digestive tract)是从口腔至肛门的连续管道,依次分为口腔、咽、食管、胃、小肠和大肠。消化腺(digestive gland)包括小消化腺和大消化腺。小消化腺是指较小的、分布于消化壁内的小唾液腺、食管腺、胃腺、肠腺等。大消化腺是指位于消化管壁以外的大唾液腺和肝脏。消化腺均由分泌部和导管部构成,导管开口于消化管腔内,分泌物由此排入,对食物进行化学性消化。有的消化腺还兼有内分泌或其他重要功能。

一、实验目的

(1) 掌握胃黏膜组织结构,小肠黏膜组织结构,肝小叶的结构和门管区的组成,外分泌部腺泡的结构特点。

(2) 熟悉消化管、胃底和小肠的结构。

(3) 了解颌下腺的一般结构。

二、实验内容

(一)食管(esophagus)

【材料】食管标本,HE 染色片。

【肉眼观察】食管腔呈不规则形,腔面起伏不平的一层蓝紫色带为上皮。

【低倍观察】由内向外分辨食管壁的四层结构,即黏膜、黏膜下层、肌层和外膜(图 2.7)。

【高倍观察】

(1) 黏膜:上皮为复层扁平上皮(未角化),固有层突入上皮基底部,有些部位因切面的关系,固有层似在上皮内。固有层着粉红色,纤维细密,其中有许多细胞核为成纤维细胞核;还有小的血管、淋巴管及食管腺导管等。黏膜肌层是一层纵行的平滑肌,在食管横断面上,肌细胞呈横断面(注意寻找黏膜肌层,它是黏膜和黏膜下层的分界)。

(2) 黏膜下层:为疏松结缔组织,着粉红色,纤维比较粗大,除细胞外,还有许多较大的血管。此层可见有黏液腺和混合腺——食管腺。腺泡呈圆形、卵圆形或不规则形,腺腔很小;腺细胞呈柱状或锥状,胞质染色浅呈空泡状;核染色深,呈半月状位于细胞底部。可见导管穿过黏膜开口于食管管腔。

(3) 肌层:根据取材部位的不同,其肌组织类型不同。若取上三分之一部分,为骨骼肌;若取自下三分之一部分,为平滑肌;若取自中三分之一部分,则出现这两种肌组织的混合。肌纤维走行方向可分为内环、外纵两层,两层之间由结缔组织分隔,其中可见肌间神经丛。切片中所示内层为肌纤维的纵面(环形肌),外层为肌纤维的横切面(纵形肌)。

(4) 外膜:为纤维膜,由结缔组织构成,内有血管、淋巴管和神经(图 2.8)。注意区分肌层的肌纤维类型,判断你所观察的标本取自食管的哪一段。

(二)胃底(stomach)

【材料】胃底标本,HE 染色片。

【肉眼观察】为一块长条形组织,一面呈高低不平显紫红色的是黏膜;另一面染成深红色者为肌层,两层之间淡粉色的为黏膜下层,外膜较薄不易辨认。

【低倍观察】胃底切片,区分管壁的四层结构,重点观察黏膜(上皮、胃小凹、固有层中的胃底腺)(图 2.54)。

(1) 黏膜:为紫蓝色,表面有许多较浅的小凹陷——胃小凹。被覆在黏膜表面和胃小凹的细胞为单层柱状上皮(表面黏液细胞)。上皮下为固有层,含有大量的胃底腺(分支或不分支的单管状腺),开口于胃小凹,腺体由于切面不同,有的呈长管状,有的呈圆形或不规则形;结缔组织很少,被挤在腺体之间。固有层外方可见平滑肌,为黏膜肌层,排列为内环、外纵行。

(2) 黏膜下层:由疏松结缔组织组成,内有血管、淋巴管及黏膜下神经丛。

(3) 肌层:为较厚的平滑肌。其肌纤维大致排列成三层,为内斜、中环和外纵行,在肌层之间可见肌间神经丛。

(4) 浆膜:由间皮和间皮下薄层疏松结缔组织组成。

【高倍观察】位于胃表面和胃小凹的表面黏液细胞呈柱状,核呈椭圆形,位于细胞基部,顶部胞质内充满黏原颗粒,因制片中被溶解而呈透明空泡状。在固有层内有很多胃底腺的断面。选择胃底腺的纵断面观察下列各种细胞(在 HE 染色标本上,不能显示内分泌细胞):

(1) 主细胞:又称胃酶细胞,是胃底腺的主要细胞。数目最多,主要分布于胃底腺的体部和底部;细胞呈柱状,核圆形。位于细胞基部,胞质嗜碱性,染成紫蓝色,细胞顶部胞质中含大量的酶原颗粒。

（2）壁细胞:又称盐酸细胞。较主细胞少,多分布于胃底腺的颈部和体部;细胞体积较大,呈圆形或三角形,核圆形,位于细胞的中央,有时在一个细胞中可见双核,细胞质强嗜酸性染成红色。

（3）颈黏液细胞:主要位于胃底腺的颈部,夹在壁细胞之间,数量较少;细胞呈柱状或烧瓶状,细胞核呈扁圆形,位于细胞基部,胞质染色浅,呈空泡状(注意该细胞与主细胞的区别)(图 2.55)。

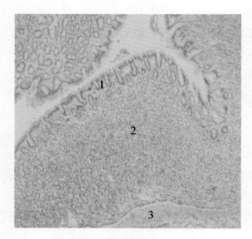

图 2.54　胃(HE 染色,100×)

1. 上皮;2. 固有层;3. 黏膜下层

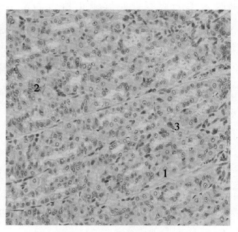

图 2.55　胃(HE 染色,400×)

1. 壁细胞;2. 主细胞;3. 颈黏液细胞

（三）十二指肠（duodenal）

【材料】十二指肠标本,HE 染色片。

【肉眼观察】标本呈长条形。一端黏膜较厚,表面有许多绒毛结构。切片中染成蓝紫色有较大突起的一面为黏膜,这些较大突起为小肠的环行皱襞(有的切片未切到);仔细观察在环行皱襞上还可见许多小的突起,即小肠绒毛。

【低倍观察】辨认十二指肠壁四层结构,黏膜上皮、绒毛的形状、固有层中肠腺的结构、黏膜下层中的十二指肠腺腺泡的类型及导管开口。

（1）黏膜:上皮为单层柱状上皮,由柱状细胞(吸收细胞)和杯状细胞组成。吸收细胞游离面有一深红色的带状结构,即纹状缘(在有的切片中无法看到)。绒毛中轴固有层结缔组织内可见许多毛细血管,散在分布的平滑肌纤维等,中央乳糜管不易见到。固有层内可见肠腺的各种不同断面,黏膜肌层由两层平滑肌(内环、外纵)组成。黏膜下层为较疏松的结缔组织,其中除有血管、黏膜下神经丛和淋巴管外,可见有大量的黏液腺,即十二指肠腺。腺细胞胞质染色淡,核扁圆位于细胞基部，注意十二指肠腺是辨认十二指肠的主要标志。

（2）肌层：由两层平滑肌组成（内环、外纵），两层间常见肌间神经丛。

（3）浆膜：在肌层外面，由少量疏松结缔组织和间皮组成（图2.56）。

【高倍观察】

（1）绒毛：绒毛表面为单层柱状上皮，上皮细胞间杂有较多的杯形细胞。柱状上皮细胞的顶端有纹状缘，绒毛中轴是固有膜。其中有时可见毛细血管和毛细淋巴管（中央乳糜管），毛细淋巴管由一层内皮构成，管腔较大而不规则，应与毛细血管区别。此处还可见到分散的平滑肌纤维，沿绒毛长轴排列。

（2）小肠腺：观察组成小肠腺的细胞。① 柱状细胞：与绒毛表面的上皮相似。② 杯形细胞：形同高脚酒杯，胞质内可见深染的分泌物，若分泌物已排出则胞质染色浅，核三角状，染色深，位于底部。③ 帕内特细胞：常位于腺体底部，胞质中含有大量的橘红色分泌颗粒。④ 未分化细胞和内分泌细胞：常不易辨认。

（3）十二指肠腺：在黏膜下层中，由大量的黏液性腺细胞组成。

（4）肠肌间神经丛：观察神经丛时首先要辨认神经细胞。神经细胞为较大、有突起细胞，胞质染色较深，核较大而浅，分布于神经细胞附近，在普通染色标本上不明显（图2.57）。

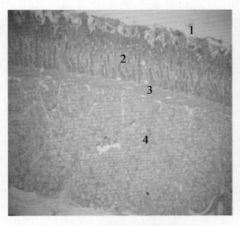

图2.56　十二指肠（HE染色，40×）

1. 肠绒毛；2. 固有层；3. 黏膜肌层；4. 黏膜下层

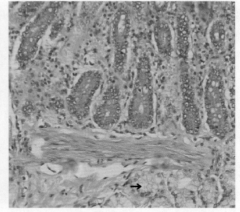

图2.57　十二指肠（HE染色，400×）

箭头示十二指肠腺

（四）空肠（jejunum）

【材料】动物空肠标本，HE染色片。

【肉眼观察】可见黏膜、黏膜下层与肌层三层结构，并可见环行皱襞。

【低倍观察】腔面有几个环行皱襞，在其表面有许多不同切面的绒毛，绒毛中轴的固有层内可见纵行的中央乳糜管。在固有层深层可见孤立的淋巴小结（图 2.3）。

【高倍观察】肠腺为单管状腺，由相邻绒毛根部之间的上皮下陷到固有层而成，选择一断面观察肠腺的细胞（注意：如是肠腺的横切面，肠腺上皮围着腺腔，固有层位于上皮外周；但若是小肠绒毛的横切面，其结构为固有层位于中央，而上皮位于外周）。

（1）柱状细胞：注意核的形态位置。

（2）杯状细胞：形态同假复层纤毛柱状上皮中的杯状细胞。

（3）潘氏细胞：位于肠腺底部，三五成群，胞体呈锥体形，核呈圆形或椭圆形，细胞位于基底，顶部胞质内含有粗大的嗜酸性颗粒，被染成鲜红色。

（4）内分泌细胞（嗜银细胞）：在 HE 染色标本上无法看到。

（5）未分化细胞：位于肠腺下部，散在于其他细胞之间，胞体较小，呈柱状，胞质嗜碱性（图 2.4）。

（五）回肠（ileum）

【材料】回肠标本，HE 染色片。

【低倍观察】结构与十二指肠和空肠相似，其特点是黏膜中淋巴组织发达，由多个淋巴小结聚积成集合淋巴小结，并可突入黏膜下层。淋巴小结上方绒毛较低疏（图 2.58）。

【高倍观察】与空肠相似（图 2.59）。

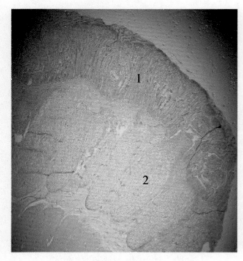

图 2.58　回肠（HE 染色，400×）
1. 肠绒毛；2. 淋巴小结

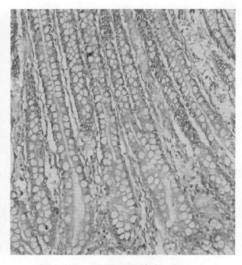

图 2.59　回肠（HE 染色，400×）

（六）结肠

【材料】结肠标本,HE 染色片。

【肉眼观察】标本呈长条形,是结肠的纵切面,一侧隆起且表面不整,被染成蓝紫色的为黏膜,依次分辨四层。

【低倍观察】分辨管壁四层,注意与小肠相区别。

（1）腔面平整无绒毛。

（2）上皮内有大量的杯状细胞。

（3）固有层内充满长而直的结肠腺(图 2.60)。

【高倍观察】着重观察黏膜。

（1）黏膜上皮:为单层柱状上皮,柱状细胞的纹状缘不明显,上皮内有大量杯状细胞。

（2）结肠腺:主要由柱状细胞和大量的杯状细胞组成(图 2.61)。

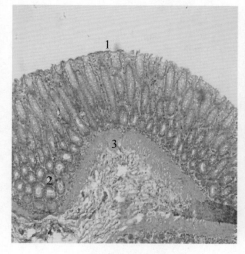

图 2.60　结肠(HE 染色,100×)
1. 上皮;2. 结肠腺;3. 黏膜下层

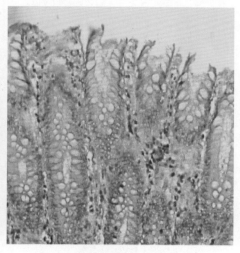

图 2.61　结肠(HE 染色,400×)

（七）胰腺(pancreas)

【材料】胰腺标本,HE 染色片。

【肉眼观察】外形不规则、大小不等的区域即为小叶。

【低倍观察】胰腺组织被结缔组织分隔成许多小叶,首先分清外分泌部和内分泌部:外分泌部包括染色较深的浆液性腺泡以及腺泡之间的各级导管;在腺泡之间有散在分布的染色较淡、大小不等、形状不规则的细胞团——胰岛(内分泌部)

（图 2.62）。

【高倍观察】

（1）外分泌部：腺泡由单层锥体形细胞组成，核圆形，位于细胞基底部。顶部胞质中有紫红色的酶原颗粒。基部胞质嗜碱性强，被染成紫蓝色。在腺泡腔内可见几个胞质，染色淡，核圆形的细胞为泡心细胞（思考它是如何形成的），闰管在腺泡周围寻找，由单层扁平或立方上皮构成，管腔小。小叶内导管及小叶间导管在小叶内及小叶间结缔组织中寻找，前者由单层立方上皮组成，后者管径较大，由单层柱状上皮构成。

（2）内分泌部（胰岛）：胰岛细胞的胞质染色很浅，细胞界限不清，HE 染色的切片中无法区分几种细胞，细胞间有丰富的毛细血管（图 2.63）。

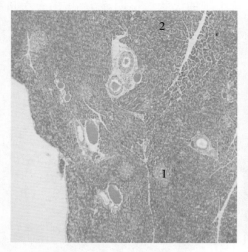

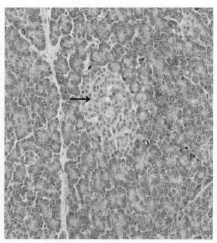

图 2.62　胰(HE 染色,100×)　　　　图 2.63　胰(HE 染色,400×)
1. 外分泌部;2. 胰岛　　　　　　　　　箭头示胰岛

（八）肝脏(liver)

【材料】 猪肝脏标本，HE 染色片。

【肉眼观察】 为外形不规则的紫红色小块。

【低倍观察】

（1）被膜：由致密结缔组织组成。

（2）肝小叶：由于人肝小叶间结缔组织很少，故肝小叶分界不清（如果观察的是猪肝，则肝小叶间结缔组织较多，肝小叶的分界较为清楚）。先在肝小叶中央找到中央静脉，然后大致确定出一个肝小叶。肝小叶呈多边形或不规则形，各小叶的切面不全相同。肝小叶中央有一条中央静脉的横切面，肝细胞以此为中轴呈索状向四周呈放射状排列,称为肝索。肝索之间不规则的腔,即肝血窦,窦周隙及胆小管在该切片中无法辨认。

(3) 小叶下静脉:位于肝小叶之间,管径较中央静脉大,管壁完整。

(4) 门管区:为几个肝小叶之间的三角形或椭圆形区域中的结缔组织,其中含有三种伴行的肝门管道的分支(小叶间动脉、小叶间静脉及小叶间胆管),此区域即为门管区(图 2.64)。

【高倍观察】

(1) 中央静脉:位于肝小叶中央,由一层内皮细胞构成。由于肝血窦开口于中央静脉,故管壁不完整。

(2) 肝索:切片中肝板呈索状,故称肝索。由肝细胞单行排列而成,彼此吻合成网。肝细胞体积较大,呈多边形,胞质嗜酸性;核圆形,位于细胞中央,核仁明显,有的肝细胞可见双核。

(3) 肝血窦:窦壁由扁平的内皮细胞构成,细胞之间有较大的间隙,核小,扁圆形,染色深,突向窦腔。肝血窦内有散在的肝巨噬细胞(又称 Kupffer 细胞),体积较大,形态不规则,常伸出伪足状突起,胞质内有时可见吞噬颗粒,细胞核较大而圆,着色较浅(在此标本中较难分辨)。肝血窦在肝小叶中央与中央静脉相通。

(4) 门管区:① 小叶间动脉腔小、壁厚,内皮外有几层环行平滑肌细胞。② 小叶间静脉:腔大、壁薄不规则,内皮外可有少量平滑肌细胞。③ 小叶间胆管:管径细,管壁由单层立方上皮组成,染色较深(图 2.65)。

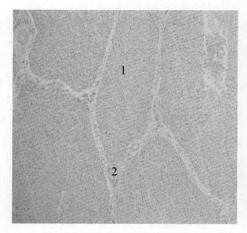

图 2.64　肝脏(HE 染色,100×)
1. 肝小叶;2. 门管区

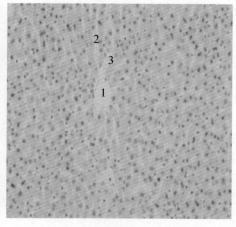

图 2.65　肝脏(HE 染色,400×)
1. 中央静脉;2. 肝血窦;3. 肝索

（九）胆囊（gall bladder）

【材料】 胆囊标本，HE 染色片。

【低倍观察】

（1）黏膜：突出形成许多高矮不等且有分支的皱襞，皱襞上皮下陷形成黏膜窦，有时呈封闭的腔隙。上皮为单层柱状上皮；固有层为薄层结缔组织，内含丰富的小血管。

（2）肌层：平滑肌纤维稀疏排列且不规则，大致分为内环、外纵两层。

（3）外膜：较厚，与肝脏附着处为纤维膜，其余均为浆膜。

三、思考题

（1）消化管壁的一般结构是什么？

（2）试述食管、胃、小肠各段黏膜结构的特点与功能关系。

（3）什么是小肠表面积三级放大结构？其结构构成与作用有什么特点？

（4）浆液腺泡和黏液腺泡的形态结构有哪些特点？

（5）胰腺外分泌部的结构特点是什么？胰岛的组成及分布如何，各有什么功能？

（6）肝小叶的组成及各部分的形态结构有哪些特点？有哪些功能？

（7）试述门管区的位置、其内各管道的来龙去脉及结构特点。

实验九　呼　吸　系　统

呼吸系统（respiratory system）包括鼻、咽、喉、气管、支气管和肺等器官，从气管到肺内的肺泡，是连续而反复分支的管道系统。呼吸系统可分为导气部和呼吸部。导气部从鼻腔开始直至肺内的终末细支气管，传导气体，无气体交换功能，但具有保持气道畅通和净化吸入空气的重要作用。呼吸部从肺内的呼吸细支气管开始直至终端的肺泡，这部分管道都有肺泡，行使气体交换功能。此外，肺还参与机体的多种物质的合成和代谢。

一、实验目的

（1）掌握气管管壁的各层结构、肺呼吸部的组成及结构特点。

（2）观察肺的切片，熟悉标本中肺导气部结构的变化规律。

（3）了解肺泡隔的位置和结构特点。

二、实验内容

（一）气管（trachea）

【材料】气管标本，HE 染色片。

【肉眼观察】切片中有蓝色半环形圈，为气管软骨环，缺口处为气管壁的背侧。

【低倍观察】找到气管腔面，由腔面向外分为三层结构（图 2.66）。

（1）黏膜：位于最内层，由上皮和固有层构成。① 上皮：为假复层纤毛柱状上皮。② 固有层为致密结缔组织，可见弥散的淋巴组织及腺导管的纵横切面。

（2）黏膜下层：为疏松结缔组织，与固有层相续，故与固有层分界不清，但该层含有混合性气管腺及血管、神经。

（3）外膜：由"C"字形透明软骨和疏松结缔组织组成。在软骨环缺口处（气管壁的背侧）可见平滑肌束。

【高倍观察】重点观察假复层纤毛状上皮。这种上皮基膜明显，由形状不同、高矮不一的细胞组成，细胞轮廓不清，可见胞核排列在不同水平面上。纤毛细胞游离面有纤毛，杯状细胞较多，核位于细胞底部，胞质内有大量黏原颗粒（图2.67）。

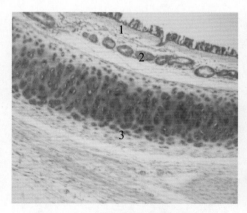

图 2.66　气管（HE 染色，100×）

1. 黏膜；2. 黏膜下层；3. 外膜

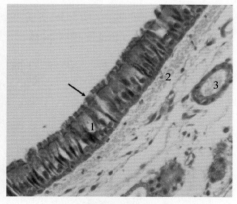

图 2.67　气管黏膜（HE 染色，400×）

1. 假复层纤毛上皮；2. 固有层；

3. 气管腺；箭头示纤毛

（二）肺（lung）

【材料】兔肺标本，HE 染色。

【肉眼观察】为一小块海绵状组织，内有大小不等的腔隙，是肺内各级支气管的断面和动、静脉的断面。

【低倍观察】切片可见大量空泡状如梅花瓣的肺泡,其间分布有肺内各级支气管和血管切面(图2.68)。

(1)叶支气管至小支气管:三层分界不清。① 黏膜:上皮为假复层纤毛柱状上皮,与气管黏膜上皮基本相同。固有层位于上皮外方,为较薄且较细密的结缔组织。固有层外方出现平滑肌。② 黏膜下层:较薄,为疏松结缔组织,含有少量腺体。③ 外膜:有散在的不规则的透明软骨片,但随管径的变小,逐渐减少。在小支气管壁的外侧可见到伴行的肺动脉分支。

(2)细支气管:管腔较小,管壁较薄。黏膜常突向管腔形成皱襞。上皮为假复层或单层纤毛柱状,固有层薄,杯状细胞、腺体、软骨更少至消失。平滑肌相对增多,渐形成环形。

(3)终末细支气管:管腔更小,管壁更薄,腔面有明显的皱襞如波浪起伏。黏膜上皮为单层柱状。无杯状细胞、腺体及软骨。平滑肌进一步增多,形成完整环形。

(4)呼吸性细支气管:因有肺泡通连,故管壁不完整。其上皮为单层柱状或单层立方,肺泡开口处移行为单层扁平上皮,上皮外有少量平滑肌和结缔组织(图2.68)。

(5)肺泡管:管壁上有很多肺泡的开口,因其管壁仅位于相邻肺泡开口之间,故在切片中呈结节状膨大。膨大处有单层立方或单层扁平上皮,上皮外有少量平滑肌(图2.69)。

(6)肺泡囊:多个肺泡共同开口形成的囊状结构,相邻肺泡开口处无结节状膨大(图2.69)。

(7)肺泡:数量多,在切片中可见许多大小不等呈半圆形的空泡结构,一侧开口于呼吸性支气管、肺泡管和肺泡囊,其为肺泡的横切面(图2.69)。

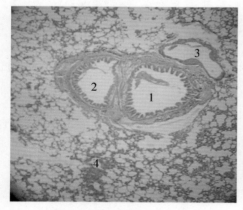

图2.68 肺(HE染色,100×)
1. 小支气管;2. 细支气管;
3. 血管;4. 呼吸性细支气管

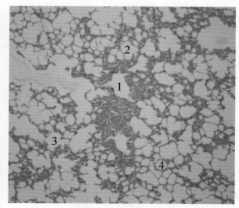

图2.69 气管黏膜(HE染色,100×)
1. 呼吸性细支气管;2. 肺泡管;
3. 肺泡囊;4. 肺泡

【高倍观察】

(1) 肺泡隔:即相邻肺泡之间的薄层结缔组织。内含丰富的毛细血管网和大量的弹性纤维(图 2.70)。

(2) 肺巨噬细胞:散在于肺泡隔或肺泡腔内。体积较大,胞体形状不定,核圆。有时可在肺泡腔或肺泡隔内见吞噬了棕黑色灰尘颗粒的巨噬细胞,称为尘细胞(图 2.70)。

(3) 肺泡上皮细胞:Ⅰ型肺泡细胞扁平,核椭圆;Ⅱ型肺泡细胞为立方形,核圆形,胞质呈泡沫状(图 2.70)。

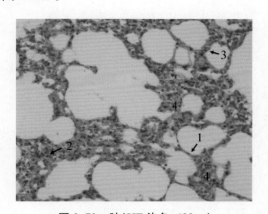

图 2.70　肺(HE 染色,400 ×)

1. Ⅰ型肺泡细胞;2. 尘细胞;3. Ⅱ型肺泡细胞;4. 肺泡隔

三、思考题

(1) 通过结构与功能相统一的观点,讨论呼吸系统结构与功能如何相适应的。

(2) 试述肺内导气部各级管壁的变化规律。

(3) 气体交换是在肺的哪个部分实现的? 其结构有哪些?

实 验 十　泌 尿 系 统

泌尿系统(urinary system)由肾、输尿管、膀胱和尿道构成。肾可以产生尿液,它是一个实质性器官,分为皮质和髓质,皮质含有肾小体、近曲小管、远曲小管、集合管和球旁复合体。髓质主要为近直小管、远直小管、细段和集合管。分布在肾小体、肾小管和集合管间的结缔组织、血管和神经构成肾间质。输尿管、膀胱和尿道是空腔器官,管壁结构由内向外依次为黏膜、肌层和外膜。黏膜上皮为变移上皮,细胞层数和形态随着器官功能的变化发生改变。

一、实验目的

(1) 掌握肾小体的结构,近曲小管和远曲小管的结构特点。
(2) 熟悉致密斑的结构。
(3) 了解泌尿小管在肾实质内的分布特点以及排尿管道的一般结构。

二、实验内容

本实验主要介绍肾(kidney)的结构。

【材料】肾标本,HE 染色片。

【肉眼观察】切片呈锥体形,宽大一端染色较深的部分为皮质,含有散在分布的圆形结构,为肾小体;尖端染色较浅的部分为髓质(肾锥体),其旁染色较深的部分为肾柱。

【低倍观察】

(1) 被膜:被覆在肾表面的致密结缔组织薄膜。

(2) 皮质:① 皮质迷路:可见大小不等、形状不一的肾小管断面和分布在其间的肾小体。肾小体呈圆球状,由血管球和肾小囊组成。肾小体的周围数量较多、染色较红的是近曲小管,染色较浅、管腔较大的是远曲小管(图 2.71)。② 髓放线:位于皮质迷路之间纵行的集合管和肾小管,呈条纹状(图 2.71)。

(3) 髓质:位于皮质深层,无肾小体。可见肾小管和集合管的断面(图 2.71)。

【高倍观察】

(1) 肾小体:切面呈圆形或椭圆形,由血管球和肾小囊组成。有的切面肾小体附近可见入球、出球小动脉出入的血管极或可见肾小囊与近曲小管相连的尿极。① 血管球:可见大量毛细血管切面以及一些蓝色细胞核(内皮细胞核、足细胞核及球内系膜细胞核镜下不易分辨)。② 肾小囊:包在血管球外面,分为壁层和脏层。壁层(外层)为单层扁平上皮;脏层(内层)紧贴在血管球毛细血管的外面,为足细胞。脏、壁两层之间的腔隙为肾小囊腔。在一些肾小体的血管极处可见致密斑(图 2.72、图 2.73)。

(2) 肾小管:① 近曲小管:位于肾小体周围,数量较多,管径较粗,管腔较小,腔面不规则。上皮细胞呈锥体形,细胞界限不清,细胞核圆形,靠近基底,细胞质强嗜酸性呈深红色,游离面有刷状缘,基底部有纵纹。② 远曲小管:位于肾小体附近,与近曲小管相比较数量较少。断面与近曲小管相比，管径较小，管腔较大而规则；细胞核圆形，位于细胞中央，细胞质呈弱嗜酸性染色较浅；游离面无刷状缘细胞界限较清楚，细胞基部有明显的纵纹。③ 细段：管腔小，管壁薄由单层扁平上皮组成，胞核突向管腔，胞质染色浅。腔内无血细胞，这点可与毛细血管区别。④ 近端小管直部、远端小管直部：位于髓放线和髓质近皮质处，近端小管直部与近曲小管结构相似，相比较而言，细胞较矮，管壁更薄。远端小管直部的结构与远曲小管相似，但管腔小，胞质着紫红色。⑤ 集合管：从髓放线到髓质深部，管腔大而圆，管壁由单层立方或柱状上皮组成，胞质染色浅（胞质透明），细胞分界清楚，细胞核呈圆形，位于细胞中央。有的切片可见管壁上皮至肾乳头处细胞呈高柱状，称乳头管。⑥ 致密斑：可见远端小管靠近肾小体一侧的管壁上皮细胞变高、变窄、细胞核排列密集形成的斑块状结构（图 2.72、图 2.73）。

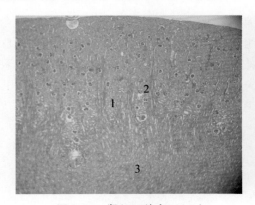

图 2.71　肾（HE 染色,40 ×）
1. 髓放线；2. 皮质迷路；3. 髓质

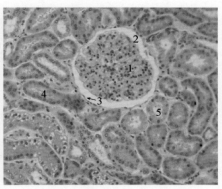

图 2.72　肾皮质迷路（HE 染色,400 ×）
1. 血管球；2. 肾小囊腔；3. 肾小囊壁层；
4. 近曲小管；5. 远曲小管

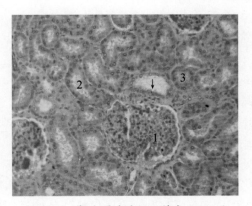

图 2.73　肾皮质迷路（HE 染色,400 ×）
1. 肾小体；2. 近曲小管；3. 远曲小管；箭头示致密斑

三、思考题

(1) 肾单位包括哪些结构？各有什么功能？
(2) 原尿的重吸收在肾的什么位置进行？描述其具体结构。
(3) 肾的滤过屏障有何作用？试述其具体结构。

实验十一　皮　　肤

皮肤(skin)是人体表面积最大的器官,为1.2~2 m^2,约占体重的8%。皮肤由表皮和真皮组成,通过皮下组织与深部组织相连。皮肤包含毛、指(趾)甲、皮脂腺和汗腺,它们都是由表皮衍生的皮肤附属器。皮肤直接与外界接触,可以阻挡异物和病原体的入侵,同时能够防止体液丢失,因此对人体起到十分重要的保护作用。同时,皮肤内有非常丰富的感觉神经末梢,可以感受外界多种刺激。除此之外,皮肤还能调节体温。

一、实验目的

(1) 掌握表皮各层细胞形态结构。
(2) 熟悉真皮的结构。
(3) 了解毛发、皮脂腺、汗腺的结构。

二、实验内容

本实验主要介绍手指皮(skin of the palm)的结构。

【材料】手指皮标本,HE 染色片。

【肉眼观察】切片呈半圆形,呈红色及深紫蓝色波浪状部分为表皮;中间粉红色部分为真皮;深部染色很浅呈蜂窝状的部分是皮下组织。

【低倍观察】可见表皮和真皮,两者交界处起伏不平。

(1) 表皮:为角化的复层扁平上皮,由基底面向游离面依次分为五层。最表面呈匀质红色的部分为角质层。其下为一薄层呈粉红色的透明层,但有些切片不明显。透明层下是着紫蓝色的颗粒层,颗粒层深面是由数层多边形细胞构成的棘层,近真皮处是由一层染色较深排列整齐的细胞组成的基底层(图 2.74)。

(2)真皮:表皮下方的致密结缔组织,分为乳头层和网织层。乳头层紧贴于真皮下,由疏松结缔组织构成,染色较浅并呈乳头状伸入表皮基底部。其深面染色较红、较厚的是网织层,由粗大的胶原纤维束交织成网(图 2.74)。两层结构无明显界限。

【高倍观察】

(1)表皮:① 基底层为一层矮柱状的细胞,胞质嗜碱性,染色较深。② 棘层由几层多边形细胞组成,细胞有棘状突起。③ 颗粒层为 2~3 层梭形细胞,核染色较浅,胞质内含有粗大的嗜碱性颗粒(透明角质颗粒)。④ 透明层呈一层红色或淡蓝色透明的带状结构,核已消失,细胞分界不清。⑤ 角质层呈红色均质状,较厚,由多层扁平的角质细胞构成(图 2.75)。

(2)真皮 :① 乳头层薄层疏松结缔组织,向表皮突起的部分为真皮乳头,有的真皮乳头内含有触觉小体,为红色椭圆形结构,可见成纤维细胞核(图 2.75)。② 网织层为致密的结缔组织,纤维粗大,含有较大的血管、淋巴管、神经、汗腺。汗腺的分泌部由一层锥形细胞围成,染色较浅;导管由两层立方形细胞组成,染色较深;在表皮开口处为汗孔。

皮下组织位于真皮深处,含有脂肪组织,有较大血管、神经束和汗腺的分泌部、导管部。有的切片可见环层小体。

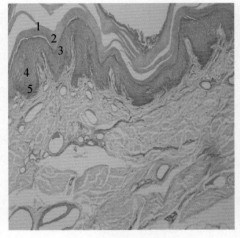

图 2.74 指皮(HE 染色,100×)
1. 角质层;2. 透明层;3. 颗粒层;
4. 棘层;5. 基底层

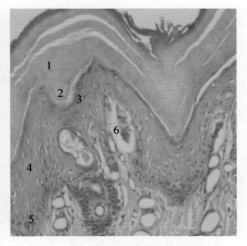

图 2.75 指皮(HE 染色,400×)
1. 角质层;2. 透明层;3. 颗粒层;
4. 棘层;5. 基底层;6. 触觉小体

三、思考题

（1）表皮和真皮的结构各有什么特点？如何区分表皮和真皮？
（2）试从结构说明皮肤的相关功能（感觉、保护、分泌、排泄、调节体温等）。

实验十二　内分泌系统

内分泌系统（endocrine system）由内分泌腺和内分泌细胞组成，是机体的重要调节系统，与神经系统相辅相成，共同调节机体的生长发育和各种代谢，维持内环境的稳定，控制生殖，影响免疫功能和行为等。内分泌腺的结构特点是：腺细胞排列成团状、索状或滤泡状，不具输送分泌物的导管，其中毛细血管丰富。内分泌细胞分泌的激素，按化学性质可分为含氮激素和类固醇激素两大类。分泌含氮激素细胞的超微结构特点是：胞质内含有丰富的粗面内质网和高尔基复合体，有膜包被的分泌颗粒等。分泌类固醇激素细胞的超微结构特点是：胞质内含有丰富的滑面内质网，线粒体多，其嵴多呈管泡状，胞质中含有较多的脂滴。

一、实验目的

（1）掌握肾上腺、甲状腺、脑垂体的组织结构。
（2）熟悉甲状旁腺的组织结构特点。
（3）了解内分泌腺的组织结构和功能特点。

二、实验内容

（一）甲状腺与甲状旁腺（thyroid gland and parathyroid gland）

【材料】甲状腺与甲状旁腺标本，HE 染色片。

【肉眼观察】切片为椭圆形，呈粉红色。甲状旁腺为染成暗红色的小块状结构。

【低倍观察】甲状腺周围有薄层结缔组织构成的被膜，实质由许多大小不等圆形、多边形的滤泡组成。滤泡腔内有染成均质粉红色的胶质。滤泡之间有疏松结缔组织,其中含有大量毛细血管(片中不清楚)(图2.76)。甲状旁腺周围是薄层的结缔组织被膜,腺实质内的腺细胞呈团状或索状排列。

【高倍观察】重点观察以下结构:

(1)滤泡上皮:滤泡壁由单层上皮组成。细胞一般为立方形,但随着腺上皮的不同功能状态变化也见可为矮柱状(图2.77)。

(2)滤泡旁细胞:胞体较大、形态不规则,染色较浅的细胞,位于滤泡上皮间或滤泡间的结缔组织中(图2.77)。

(3)甲状旁腺:腺实质内有许多较小的圆形或多边形细胞即主细胞,核圆居中,胞质呈强嗜碱性,细胞密集呈索状或团状排列(图2.78)。细胞索之间有少量的结缔组织和大量毛细血管,而嗜酸性细胞数量少,单个或成群存在,胞体较主细胞大,胞核小而圆,染色深,由于胞质内有大量嗜酸性颗粒,故染色为红色。

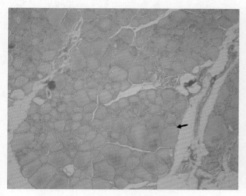

图2.76 甲状腺(HE染色,100×)

箭头示甲状腺滤泡

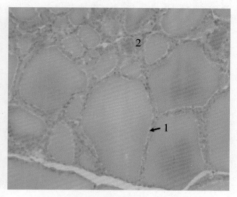

图2.77 甲状腺(HE染色,400×)

1. 滤泡上皮;2. 滤泡旁细胞

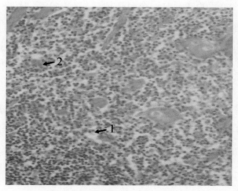

图2.78 甲状旁腺(HE染色,400×)

1. 主细胞;2. 嗜酸性细胞

（二）肾上腺（adrenal gland）

【材料】肾上腺标本，HE 染色片。

【肉眼观察】切片周围染色较深的是皮质，中央染色较浅（或呈棕黄色）的为髓质。

【低倍观察】分辨皮质、髓质和皮质的三个带。腺体表面为结缔组织被膜，被膜下为皮质，由外及里依次分为三个带：球状带、束状带、网状带。网状带深面为染色较浅的髓质，其中有血窦和静脉（图 2.79、图 2.80）。

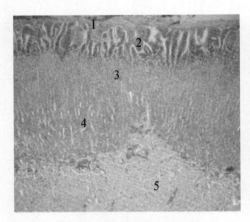 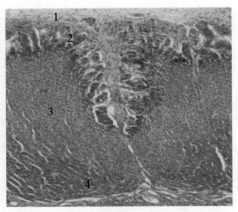

图 2.79　肾上腺（HE 染色，40×）　　　　图 2.80　肾上腺皮质（HE 染色，100×）

1. 被膜；2. 球状带；3. 束状带；4. 网状带；5. 髓质　　1. 被膜；2. 球状带；3. 束状带；4. 网状带

【高倍观察】仔细观察下列各部：

（1）皮质：① 球状带：位于被膜下，较薄，由柱状或锥形细胞呈祥状或实心球状排列，染色深，其间有丰富的毛细血管（图 2.81）。② 束状带：位于球状带深面，最厚，细胞较大，呈立方形或多边形，与被膜垂直排列成丰富的血窦。胞质内富含脂滴，制片过程中脂滴溶解形成空泡，故此带染色较浅（图 2.81）。③ 网状带：紧靠髓质，细胞连接成网。胞核圆，胞质嗜酸性，染色较深，其中细胞网网眼的空隙为血窦（图 2.81）。

（2）髓质：位于腺体中央，细胞呈多边形，界限不清，排列成索或成团，HE 染色为弱嗜碱性（图 2.82）。经铬盐处理的切片，细胞质含染成棕黄色的嗜铬颗粒。髓质中还可见一较大的静脉即中央静脉。

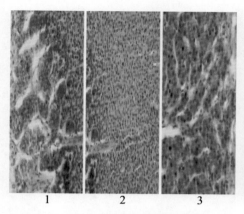

图 2.81 肾上腺皮质(HE 染色,400×)

1. 球状带细胞;2. 束状带细胞;3. 网状带细胞

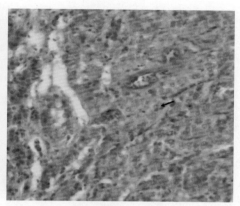

图 2.82 肾上腺髓质(HE 染色,400×)

箭头示髓质细胞

(三) 垂体(hypophysis)

【材料】垂体标本,HE 染色片。

【肉眼观察】标本为椭圆形,染色深的部分是远侧部(前叶),染色浅的是神经部,两者之间有一薄层染色最深的带状区域,为中间部。

【低倍观察】垂体外周包被着结缔组织被膜,首先分清远侧部与神经部。远侧部的腺细胞密集成团状、成索状。神经部染色浅,细胞少,有许多染色浅的神经纤维。中间部狭长,紧贴神经部着深蓝色(图 2.83)。

【高倍观察】仔细观察下列各部:

(1) 远侧部:细胞多,排列成团状、索状,细胞团之间有丰富的血窦,细胞可分为三种(图 2.84)。① 嗜酸性细胞:位于远侧部中央,数目较多,胞体较大,为圆形或多边形,核圆形,胞质含有嗜酸性颗粒,被染成红色。② 嗜碱性细胞:位于远侧部的周边,数目最少,细胞大小不等,圆形或多边形,核圆形,胞质含嗜碱性颗粒,被染成紫蓝色。③ 嫌色细胞:数目最多,体积最小,胞质染色最浅,故细胞界限不明显。

(2) 中间部:位于远侧部和神经部之间,主要由嗜碱性细胞组成,比远侧部嗜碱性细胞略小而形态相似。

(3) 神经部:主要由无髓神经纤维和神经胶质细胞(垂体细胞)组成(图 2.85),还有许多毛细血管。此外,切片中尚可见均质的嗜酸性团块,即赫令体。

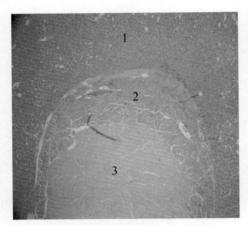

图 2.83　脑垂体(HE 染色,40×)

1. 远侧部;2. 中间部;3. 神经部

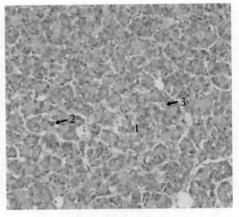

图 2.84　垂体远侧部(HE 染色,400×)

1. 嗜酸性细胞;2. 嗜碱性细胞;3. 嫌色细胞

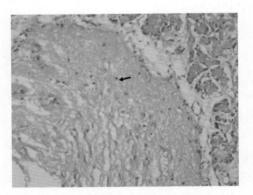

图 2.85　垂体神经部(HE 染色,400×)

箭头示垂体细胞

三、思考题

(1) 甲状腺、甲状旁腺、肾上腺和脑垂体在组织结构上有何共同点和不同点?

(2) 肾上腺的皮质束状带为什么染色较浅?

(3) 下丘脑位于何处?它与脑垂体有何关系?

实验十三　男性生殖系统

男性生殖系统(male reproductive system)由睾丸、生殖管道、附属腺和外生殖器组成。睾丸为实质性器官,由生精小管和睾丸间质组成,能够产生精子和分泌雄性激素。其中生精小管为上皮性管道,管壁由生精上皮构成,生精上皮由生精细胞和支持细胞组成。睾丸间质为富含血管和淋巴管的疏松结缔组织,睾丸间质细胞存在于其中,这种细胞具有类固醇激素分泌细胞的结构特点,可以分泌雄激素。生殖管道则包括附睾、输精管及尿道,具有促进精子成熟、储存营养和运输精子的作用。附属腺包括精囊、前列腺和尿道球腺。附属腺和生殖管道的分泌物及精子组成精液,能维持和增强精子的活力。

一、实验目的

(1) 掌握生精小管结构,通过观察生精小管的结构理解精子发生过程、睾丸间质细胞结构特点。

(2) 熟悉输精管的管壁结构。

(3) 了解附属腺的组织结构。

二、实验内容

本实验主要介绍睾丸与附睾(testis and epididymis)的结构。

【材料】睾丸标本,HE 染色片。

【肉眼观察】标本为椭圆形,染色浅的部分为睾丸,侧面或两端染色稍深的部分为附睾。

【低倍观察】睾丸白膜与纵隔:睾丸表面可见一层致密结缔组织构成的白膜,白膜深入睾丸实质将其分为许多小叶,每个小叶内含大量大小不等的生精小管的断面,生精小管基部为一层红色基膜,基膜内侧有数层细胞。生精小管之间有结缔组织及成群或散在的睾丸间质细胞(图 2.86)。睾丸的实质小叶与小叶间隔不易分辨,在睾丸与附睾相邻处白膜增厚形成睾丸纵隔,内有不规则的腔隙——睾丸网,纵隔附近可见直精小管(部分切片看不见)。在低倍镜全面观察的基础上,选择典型而清晰的生精小管用高倍镜观察。

【高倍观察】重点观察下列结构：

（1）生精小管：管壁由生精上皮构成，基膜外侧有梭形的肌样细胞。从基底面向管腔面逐一观察，区分不同发育阶段的生精细胞和支持细胞，可见下列各种细胞：① 精原细胞：位于基膜上，常排列成一层细胞体积较小，界限不清，核圆形，染色最深。② 初级精母细胞：在精原细胞近腔面侧，常排列成 2～3 层，细胞体积较大，呈圆形，大部分处于分裂状，核大而圆，核内染色体粗大交织呈丝球状。切片中易见到初级精母细胞。③ 次级精母细胞：较初级精母细胞靠近管腔，细胞体积较小，呈圆形，核小而圆，染色深。由于细胞很快进行第二次减数分裂，故切片中不易看到次级精母细胞。④ 精子细胞：靠近管腔，排列成多层，细胞数量多，体积最小，核圆形，染色最深。⑤精子：在一些生精小管的管腔面，可见变态中的各期精子。染成深紫色梭形的精子头部朝向管壁，淡红色的精子尾部伸向管腔，内部结构难以看清。⑥ 支持细胞：位于生精细胞之间，其基部位于基膜上，顶部至生精小管腔面，细胞外形轮廓不清，该细胞主要特征为核多呈不规则卵圆形或三角形，核染色较浅，核仁明显（图 2.87）。

（2）睾丸间质细胞：位于生精小管之间富含血管的疏松结缔组织中的细胞。该细胞常三五成群存在，细胞体积大，圆形或多边形，胞质丰富，嗜酸性，核大而圆，常偏于一侧，染色浅，核仁明显（图 2.87）。

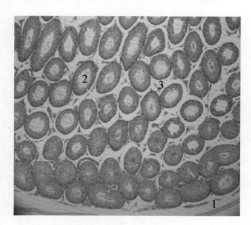

图 2.86　睾丸（HE 染色，40×）

1. 白膜；2. 生精小管；3. 睾丸间质

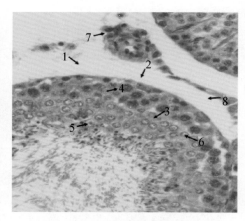

图 2.87　生精小管（HE 染色，400×）

1. 精原细胞；2. 初级精母细胞；3. 次级精母细胞；
4. 精子细胞；5. 精子；6. 支持细胞；7. 间质细胞；
8. 肌样细胞

三、思考题

(1)血-睾屏障由哪些结构组成？它的存在有什么意义？

(2)试述生精小管的结构及精子发生的过程。

(3)人体内有哪些可以分泌雄激素的细胞？它们的结构有共同点吗？

实验十四 女性生殖系统

女性生殖系统(female reproductive system)包括卵巢、输卵管、子宫、阴道和外生殖器。卵巢为实质性器官，能产生卵细胞同时分泌雌激素和孕激素；输卵管和子宫为空腔性器官，其中输卵管输送生殖细胞，是受精的部位；子宫是产生月经和孕育胎儿的器官。青春期后，在垂体激素的作用下，生殖器官发育成熟，并在形态结构和功能上发生周期性的变化。

一、实验目的

(1)掌握卵巢的组织结构和功能，区分不同发育阶段卵泡的形态结构、子宫壁结构以及分泌期和增生期子宫内膜的结构特点，并相互比较，从而进一步加强对子宫内膜周期性变化的理解。

(2)熟悉黄体的形态结构。

(3)了解闭锁卵泡和白体的形态、输卵管壁的结构。

二、实验内容

(一)卵巢(ovary)

【材料】兔卵巢标本，HE染色片。

【肉眼观察】标本呈卵圆形，是整个卵巢切面。周围着色深的部分为皮质，其内可见大小不等的空泡，即各级卵泡；此外，一些体积较大的、染色为淡红色的圆形结构即黄体；中央色浅的窄小部分为髓质。

【低倍观察】可见卵巢表面覆盖一层扁平或立方形的单层上皮，其下方是薄层致密结缔组织构成的白膜。卵巢实质可以分为周围的皮质，含有许多不同发育阶段的卵泡以及中央的髓质。

（1）皮质：位于白膜下方，浅层可见大量原始卵泡，由大而圆的初级卵母细胞和其周围单层扁平的卵泡细胞组成。稍向皮质深层有多个体积较大的生长卵泡，因其生长程度不同而形态各异。此外，还有闭锁卵泡和黄体（图2.88）。

（2）髓质：位于卵巢中央，由少量结缔组织、血管、神经等构成（图2.88）。

【高倍观察】重点观察各级卵泡。注意观察卵泡发育过程中的结构变化。

（1）原始卵泡：位于皮质浅层，数量多，体积较小；由中央一个大的初级卵母细胞和周围一层扁平的卵泡细胞组成。初级卵母细胞，核大而圆，染色浅，空泡状，核仁明显；周围有一层扁平的卵泡细胞包围，因胞质少，细胞的界限不易分清，只能见到染色较深的卵圆形细胞核（图2.89）。（有的标本原始卵泡没有切到卵母细胞，只切到卵泡细胞。）

（2）初级卵泡：较原始卵泡大，逐渐移至皮质深层，初级卵母细胞外有均质、嗜酸性的透明带。中央仍为初级卵母细胞，周围的卵泡细胞则由单层扁平变为立方形，一层或多层。最内面的一层卵泡细胞变为高柱状，呈放射状排列在卵母细胞周围，称放射冠（图2.89）。

（3）次级卵泡：即为出现卵泡腔的卵泡。位于皮质深层，体积继续增大。卵泡细胞分裂增生成多层，细胞界限不清，只见到密集排列的圆形细胞核。卵泡细胞之间形成腔隙，出现了卵泡腔，腔内可见被染成粉红色的卵泡液。卵泡的一侧有卵丘（大多未切到卵丘），初级卵母细胞周围的透明带更加清晰，卵泡腔周围的卵泡细胞排列成数层形成卵泡壁，称颗粒层，这些卵泡细胞称为颗粒细胞。随着卵泡的生长，卵泡周围的结缔组织及梭形基质细胞围绕卵泡形成卵泡膜。可以分为内外两层：内层比较疏松，富含较多的梭形或多边形膜细胞及血管；外层较致密，主要成分是纤维（图2.90）。（思考如何识别以下结构：卵细胞、透明带、放射冠、卵泡腔、颗粒层和卵丘）。

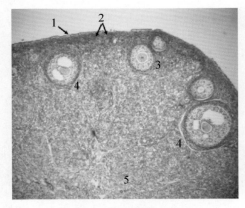

图2.88 卵巢（HE染色，40×）

1. 表面上皮；2. 原始卵泡；3. 初级卵泡；
4. 次级卵泡；5. 髓质

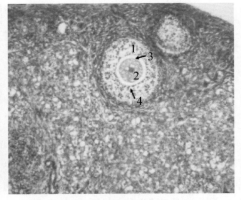

图2.89 初级卵泡（HE染色，400×）

1. 原始卵泡；2. 初级卵母细胞；
3. 透明带；4. 放射冠

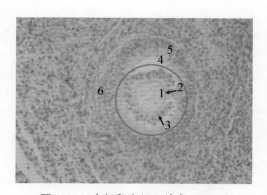

图 2.90 次级卵泡(HE 染色,400×)
○ 卵丘;1. 初级卵母细胞;2. 透明带;3. 放射冠;
4. 卵泡腔;5. 颗粒层;6. 卵泡膜

(4)成熟卵泡:体积更大,并明显向卵巢表面突出。透明带和放射冠更明显。卵泡腔很大,腔内充满卵泡液。颗粒层变薄,有时可见卵丘与颗粒层之间出现小腔隙。由于存在时间短,故切片中不易见到。

(5)黄体:体积很大的粉红色细胞团,其外有结缔组织被膜,与周围组织分界清楚,其内黄体细胞的体积较大,胞质着色较深,含有黄色的脂色素。细胞之间有丰富的毛细血管。(在部分卵巢切片中无法看到黄体。)

(6)闭锁卵泡:卵泡闭锁可发生在卵泡发育的各阶段,形态差异很大,其特点是卵母细胞退化消失,卵泡细胞萎缩、分散或消失;透明带皱缩,断裂呈嗜酸性带状,最后溶解。

(7)间质腺:由晚期的次级卵泡退化形成。卵泡膜内层的膜细胞体积增大形成上皮样细胞,呈多边形,胞质中充满脂滴,呈空泡状,并由结缔组织和血管分隔成细胞团或细胞索,形似黄体。动物卵巢中有较多的间质腺。

(二)子宫(增生期)(uterus in proliferative phase)

【材料】子宫标本,HE 染色片。

【肉眼观察】标本中表面染成紫蓝色的部分是内膜,染成粉红色很厚的部分是肌组织。

【低倍观察】子宫壁由内向外分内膜、肌层和外膜三层(图 2.91)。区分内膜和肌层时,注意观察子宫内膜的厚度,并将增生期和分泌期相比较。

【高倍观察】

(1)内膜:由上皮和固有层构成。① 上皮:为单层柱状上皮,由纤毛细胞和分泌细胞组成。若将光线调暗,则可见到纤毛。② 固有层:有大量梭形或星形的基质细胞和子宫腺。子宫腺是管状腺,腺上皮是单层柱状,腺细胞染色深,可见子宫腺的各种切面,腺体较小,腺腔狭窄、较直。增生期子宫的固有层中血管不多,不充血(图2.92)。

(2) 子宫肌层:很厚,由成束的平滑肌组成,肌束之间有少量结缔组织。肌纤维相互交织,肌层分层不明显,由内向外大致分为三层:黏膜下层、中间层和浆膜下层。① 黏膜下层和浆膜下层:较薄,主要为纵行的平滑肌束。② 中间层:较厚,以环行为主的平滑肌束,有较大的血管穿行其间。此外,还有外膜,即浆膜,在部分切片中未切到。

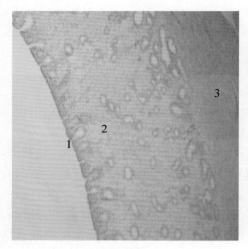

图 2.91　子宫(HE 染色,40×)
1. 上皮;2. 固有层;3. 肌层

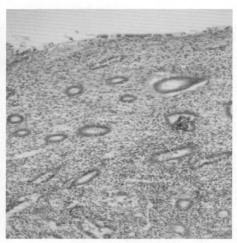

图 2.92　子宫(增生期)(HE 染色,400×)

(三) 子宫(分泌期)(uterus in secretory phase)

【材料】子宫标本,HE 染色片。

【肉眼观察】标本中可分出蓝色的内膜,其余为肌层。

【低倍观察】子宫壁由内向外分内膜、肌层和外膜三层。

紧贴肌层的为内膜基底层,有增生修复的能力。基底层以上的内膜,为功能层。重点观察分泌期子宫内膜的功能层。注意从内膜厚度、腺体的变化和血管等方面与增生期比较。

【高倍观察】

(1) 内膜与增生期的区别:① 子宫内膜增厚。② 子宫腺腺腔扩大,极度弯曲呈锯齿状,内有淡红色的分泌物。③ 基质较疏松,细胞间隙较大,为水肿现象。④ 螺旋动脉增多。伸展到内膜的浅层,切片上该血管被切成串珠状的圆圈样结构。观察时最好先在基底层找到,认识以后,再到功能层寻找(图 2.93)。

(2) 肌层:很厚,结构与增生期相同。

(3) 外膜:浆膜,极薄(有的切片间皮已脱落)。

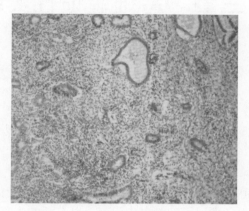

图 2.93 子宫(分泌期)(HE 染色,400×)

三、思考题

(1) 思考卵巢内的卵泡发育经过,其组织结构发生了哪些变化?

(2) 为什么成熟卵泡在镜下很难找到?

(3) 子宫内膜的周期性变化如何?

(4) 排卵后 3 天内(未受精),卵巢和子宫结构发生了什么变化?

第三章 基础验证性实验
(病理学部分)

实验一 细胞和组织的适应与损伤、修复

在机体生理过程中,细胞、组织和器官不断受到各种因素的作用,细胞、组织和器官耐受内、外环境中各种因子的刺激作用而得以存活的过程,称为适应。适应在形态上表现为萎缩、肥大、增生和化生。细胞和组织遭受不能耐受的有害因子刺激时,则可能引起损伤,表现为代谢、功能和形态结构的变化。较轻的细胞损伤是可逆性损伤——变性,严重的细胞损伤是不可逆性损伤——坏死。当损伤造成部分细胞组织丧失后,机体进行吸收清除,并以实质细胞再生和/或纤维结缔组织增生的方式对缺损进行修补恢复,称为修复。

一、实验目的

(1)掌握变性、坏死的类型及病理形态特点,肉芽组织的镜下形态特点及在创伤愈合中的作用。

(2)熟悉萎缩、肥大、化生的病理形态特点,各种变性、坏死的相互关系及其后果。

(3)了解各种组织细胞的再生能力与过程。

二、实验内容

实验内容如表 3.1 所示。

表 3.1 实验内容

编号	大体标本	编号	组织切片
1	心肌肥大	1	心肌肥大
2	心肌萎缩	2	骨骼肌萎缩
3	肾压迫性萎缩	3	支气管鳞状上皮化生
4	脾萎缩	4	肾细胞水肿
5	肝细胞水肿	5	肝细胞水肿
6	肝脂肪变性	6	肝脂肪变性
7	胸膜玻璃样变性	7	结缔组织玻璃样变
8	脾凝固性坏死	8	脾中央动脉玻璃样变
9	肾干酪样坏死	9	病理性钙化
10	阿米巴肝"脓肿"	10	肾凝固性坏死
11	足干性坏疽	11	干酪样坏死
12	足湿性坏疽	12	肉芽组织

(一)大体标本肉眼观察

1. 心肌肥大(hypertrophy of myocardium)

由图 3.1 可见,心脏体积明显大于正常心脏,重量增加,各房室均扩大,心肌肥厚,尤以左心室增厚最为显著,厚度超过 1.8 cm。

2. 心肌萎缩(atrophy of myocardium)

由图 3.2 可见,心脏体积明显缩小,心尖变尖,心外膜下表面血管因心肌萎缩而呈现迂曲状,心外膜下脂肪消失。因颜色呈灰褐色(因心肌纤维内有脂褐素沉积),故又称心脏褐色萎缩。

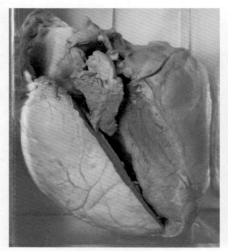 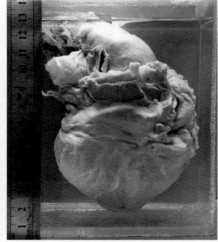

图 3.1   心肌肥大   图 3.2   心肌萎缩

3. 肾压迫性萎缩(pressure atrophy of kidney)

由图 3.3 可见，肾盂积水引起的肾萎缩，外观体积增大，而切面肾盂、肾盏高度扩大，肾实质萎缩变薄。

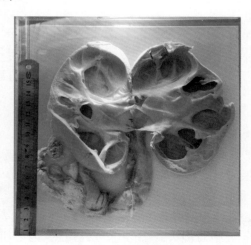

图 3.3   肾压迫性萎缩

4. 脾萎缩(atrophy of spleen)

由图 3.4 可见，脾脏体积缩小，边缘变锐，包膜明显皱缩。

5. 肝细胞水肿(cellular swelling of liver)

由图 3.5 可见，肝脏体积增大，包膜紧张，边缘变钝，切面略隆起，边缘略外翻，颜色苍白而混浊，无光泽。

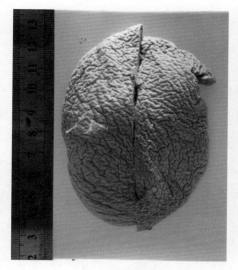

图3.4　脾萎缩

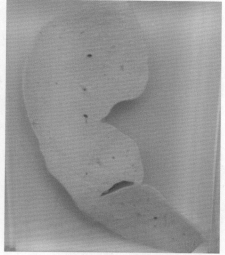

图3.5　肝细胞水肿

6. 肝脂肪变性(fatty degeneration of liver)

肝脏由于脂肪变性呈黄色,切片肿胀稍膨隆,触之有油腻感。图3.6所示标本为苏丹Ⅲ染色的部分肝脏,凡有脂肪变性的区域均被染成橘红色。

7. 胸膜玻璃样变性(hyaline degeneration of pleura)

由图3.7可见,标本为一侧肺,胸膜已显著增厚,变硬,呈灰白色,切面显示增厚的胸膜坚韧而致密。

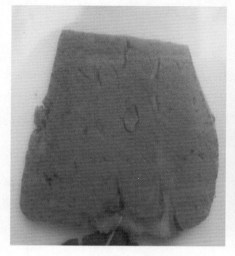

图3.6　肝脂肪变性(苏丹Ⅲ染色)

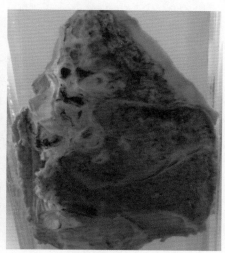

图3.7　胸膜玻璃样变性

8. 脾凝固性坏死(coagulation necrosis of spleen)

由图 3.8 可见,脾脏一片,包膜增厚。切面可见两块灰白、略呈三角形的梗死区,尖端朝向脾门部,底部朝向被膜,坏死组织干燥、呈凝固状,界限清楚,边缘充血或出血带较明显。

9. 肾干酪样坏死(caseous necrosis of kidney)

由图 3.9 可见,肾体积增大,切面广泛坏死,肾皮质、肾髓质、肾盂、肾盏广泛破坏,坏死区为灰黄色干酪样坏死物并伴空洞形成。

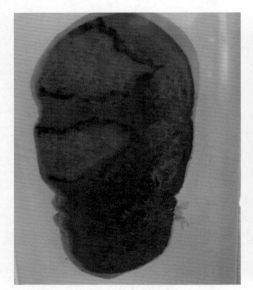
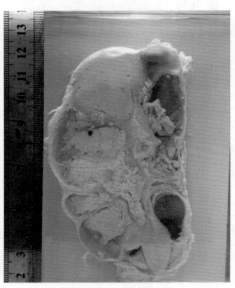

图 3.8　脾凝固性坏死　　　　　　　图 3.9　肾干酪样坏死

10. 阿米巴肝"脓肿"(amebic abscess of liver)

由图 3.10 可见,肝右叶见巨大的形状不规则的"脓肿","脓肿"已向外溃破,边缘不整齐,无明显纤维膜形成,脓肿内为坏死组织及未完全坏死的结缔组织、血管和胆管等,呈破絮状外观。阿米巴"脓肿"是由肝组织内阿米巴原虫感染引起的组织液化性坏死,并非是由化脓菌引起的脓肿。

11. 足干性坏疽(dry gangrene of foot)

图 3.11 所示为小腿下三分之一截肢标本,可见第 1、2、3、4 趾明显坏死,呈黑色,部分皮肤已脱落,干燥,皱缩,与正常组织分界清楚(检查发现有胫前动脉闭塞)。

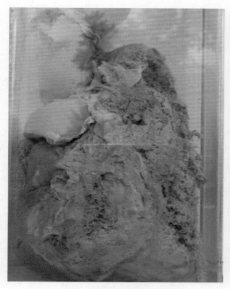

图 3.10　阿米巴肝"脓肿"

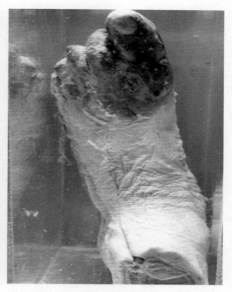

图 3.11　足干性坏疽

12. 足湿性坏疽（moist gangrene of foot ）

图 3.12 所示为截肢标本，足前端已发生坏死，呈暗绿色，足趾、足背明显肿胀，坏死区与正常组织分界不清。

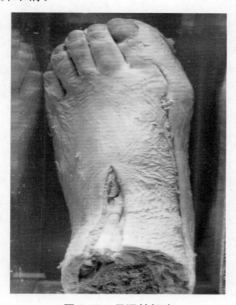

图 3.12　足湿性坏疽

（二）切片镜下观察

1．**心肌肥大**（hypertrophy of myocardium）

【**低倍观察**】心肌纤维明显增粗，有分支。

【**高倍观察**】心肌细胞体积大，细胞质丰富，红染，可见横纹。核大，居中，染色深（图 3.13）。

【**观察要点**】心肌纤维粗大，细胞体积大，核大深染。

2．**骨骼肌萎缩**（atrophy of skeletal muscle）

【**低倍观察**】骨骼肌束细小，呈波浪形，肌束周围有较多纤维结缔组织增生（图 3.14）。

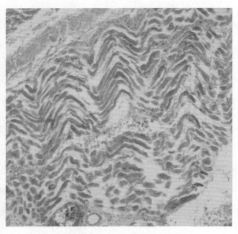

图 3.13　心肌肥大（400×）　　　　图 3.14　骨骼肌萎缩（100×）

【**高倍观察**】细胞质红染，数量减少，细胞核相对较多、较大，聚集成群，横纹、纵纹不清晰，肌束呈波浪状，肌束之间的纤维结缔组织增生。

【**观察要点**】肌束数量较少，细胞减小；肌束间质结缔组织增生；细胞核相对增多、增大。

3．**支气管鳞状上皮化生**（squamous epithelial metaplasia of bronchus）

【**低倍观察**】支气管黏膜全周均为鳞状上皮覆盖（图 3.15）。

【**高倍观察**】支气管黏膜上皮为鳞状上皮覆盖，支气管壁内的小血管扩张充血，并有炎细胞浸润（图 3.16）。

【**观察要点**】支气管被覆的假复层纤毛柱状上皮被鳞状上皮所取代。

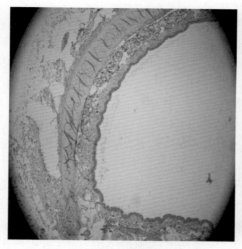

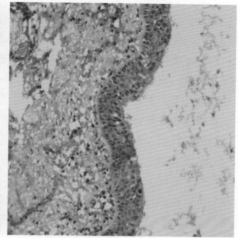

图 3.15　支气管鳞状上皮化生(40×)　　　　图 3.16　支气管鳞状上皮化生(400×)

4. 肾细胞水肿(celluar swelling of kidney)

【低倍观察】病变位置主要分布于皮质区的近曲小管,近曲小管增粗,上皮细胞肿大变圆并突向管腔(图 3.17)。

【高倍观察】肾近曲小管上皮细胞体积增大、红染,腔内有少量淡红色液体。病变肾小管上皮细胞明显肿胀,向管腔突出,导致管腔不规则变小,细胞质内出现红染的细颗粒,大小均匀,弥漫分布,细胞核的结构清晰(图 3.18)。

【观察要点】近曲小管上皮细胞质疏松,可见红染细颗粒。

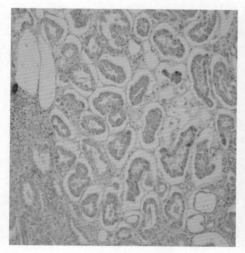

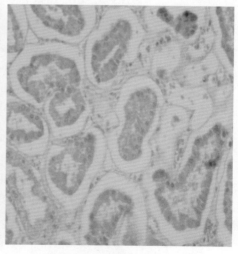

图 3.17　肾细胞水肿(100×)　　　　　　图 3.18　肾细胞水肿(400×)

5. **肝细胞水肿**(cellular swelling of liver)

【低倍观察】肝细胞水肿,体积增大,肝索增宽,排列紊乱,肝血窦变窄。有些肝细胞体积增大、变圆,细胞质几乎透亮,即为肝细胞气球样变。

【高倍观察】气球样变的肝细胞体积明显大于周围肝细胞,呈圆形,细胞质几乎完全透明,核增大,染色淡(图 3.19)。

【观察要点】肝细胞肿大,细胞质呈透明状。

6. **肝脂肪变性**(fatty degeneration of liver)

【低倍观察】肝小叶结构存在,大部分肝细胞体积增大,内有大小不等的圆形空泡,肝索增粗、紊乱,肝窦狭窄甚至消失。

【高倍观察】肝细胞质内可见大小不等、轮廓清楚的圆形空泡,为脂肪变性的肝细胞(脂肪滴在制片过程中被有机溶剂溶解,故呈空泡状),有的空泡较大,将细胞核挤到细胞一侧变为扁平状,似脂肪细胞(图 3.20)。

【观察要点】肝细胞质内可见大小不等、轮廓清楚的圆形空泡,严重者可将细胞核挤偏到一侧,似脂肪细胞。

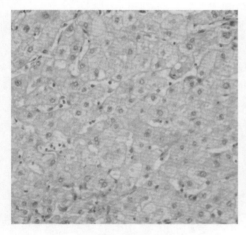

图 3.19 肝细胞水肿(400×)

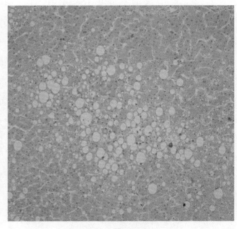

图 3.20 肝脂肪变性(400×)

7. **结缔组织玻璃样变**(hyaline degeneration in connective tissue)

【低倍观察】结缔组织增厚,呈半透明状。

【高倍观察】结缔组织胶原纤维增粗,并互相融合为梁状、带状或片状的无结构的半透明物,呈平行排列。纤维细胞明显减少(图 3.21)。

【观察要点】结缔组织内可见红染均质无结构半透明物质,期间有少许纤维组织。

8. **脾中央动脉玻璃样变**(hyaline degeneration of central arteriole of spleen)

【低倍观察】脾小体内中央动脉壁增厚,腔狭窄。

【高倍观察】脾小体中央动脉内膜下及壁内有红染均质无结构的物质存在,使动脉管壁呈现不同程度的增厚,结构不清,管腔狭窄(图 3.22)。

【观察要点】脾小体中央动脉壁增厚,呈红染均质无结构物质。

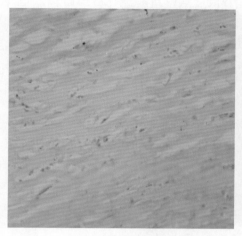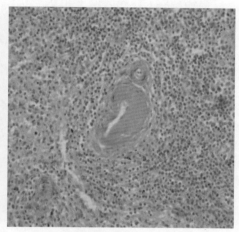

图 3.21　结缔组织玻璃样变(400×)　　　　图 3.22　脾中央动脉玻璃样变(400×)

9. 病理性钙化 (pathological calcification)

【低倍观察】沉积的钙盐呈蓝色,颗粒或团块状(图 3.23)。

【高倍观察】同上。

【观察要点】沉积的钙盐呈蓝色,颗粒或团块状。

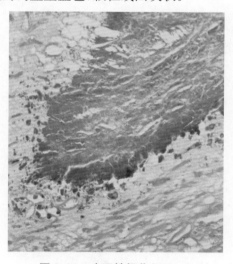

图 3.23　病理性钙化(100×)

10. **肾凝固性坏死**(coagulation necrosis of kidney)

【低倍观察】肾组织正常结构被破坏,坏死区颜色变淡,周围有不规则的出血充血带(图 3.24)。

【高倍观察】坏死区原来组织轮廓隐约可见,细胞质凝固红染均质状,细胞核固缩裂解甚至消失。

【观察要点】坏死区组织细胞结构消失,但轮廓尚存。

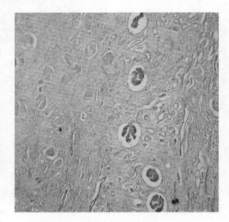

图 3.24　肾凝固性坏死(100×)

11. **干酪样坏死**(caseous necrosis)

【低倍观察】切片中大部分组织结构被破坏消失,中央为大片红染无结构的颗粒状物质(图 3.25)。

【高倍观察】同上。

【观察要点】彻底的组织坏死红染,仅存少量退变的细胞核。

图 3.25　干酪样坏死(100×)

12. 肉芽组织(granulation tissue)

【低倍观察】肉芽组织表面有一层炎性渗出物(嗜中性白细胞和纤维素)(图 3.26)。

【高倍观察】肉芽组织由大量新生毛细血管、成纤维细胞及不等量炎细胞构成,新生毛细血管多向表面垂直生长,其内皮细胞较肥大,梭形,细胞境界不清,呈环状排列或两排平行排列,管腔小甚至缺如;成纤维细胞体积较大,梭形,胞浆丰富,淡红色,境界不清,核圆或卵圆形,位于细胞一端或中间;间质疏松水肿和炎细胞浸润;深部血管减少,成纤维细胞成熟变为纤维细胞,并胶原化形成瘢痕(图 3.27)。

【观察要点】新生毛细血管、成纤维细胞、炎细胞。

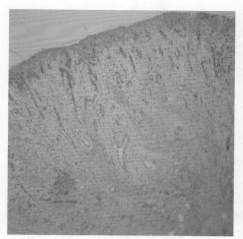

图 3.26　肉芽组织(100×)

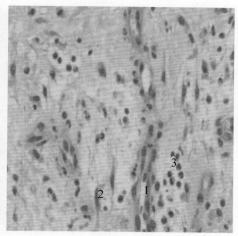

图 3.27　肉芽组织(400×)

1. 新生毛细血管;2. 成纤维细胞;3. 炎细胞

三、思考题

(1) 化生常好发于何种组织? 有何意义?

(2) 肝细胞水肿与肝细胞脂肪变性在形态上如何鉴别?

(3) 细胞坏死在形态学上的主要标志是什么? 镜下表现为什么?

(4) 肉芽组织为什么易出血? 为什么修剪肉芽组织时,无需局部麻醉? 肉芽组织与瘢痕组织有哪些不同?

四、临床病例讨论

【案例】患者男性,21 岁,1 周前右侧小腿中段后方被枪弹击伤,枪弹弹头埋在小腿深部肌肉中。当晚因医疗条件限制,未能取出弹头。第 2 天在当地卫生院住院检查,发现右小腿后侧皮肤射入口不大,呈圆形,创口边缘有油垢附着和表皮剥脱,创内出血,未见射出口。从射入口向上、向下小腿皮肤高度肿胀、疼痛,与正常皮肤界线不清。当时予以扩创,发现子弹埋在腓骨后方肌肉中,取出弹头后,给予包扎处理,并应用抗生素防止感染。但是几天后,局部创伤恶化,皮肤肿胀更甚,用手触摸有捻发感,皮肤乌紫色,并且发出恶臭。全身情况很差,心、肝、肾功能均有一定损害。

【讨论要点】

(1) 患者受伤肢体发生什么病变? 有哪些依据? 分析这些病变的原因和机制。

(2) 本例如进一步恶化,可能发生什么后果?

(3) 从本例临床处理中应该吸取什么教训?

实验二　局部血液循环障碍

正常的血液循环是维持机体内环境恒定,保证新陈代谢和功能活动正常进行的基本条件。当血液循环发生障碍,超出神经体液所能调节的范围时,可引起相应组织器官的代谢障碍、功能失调和形态改变,并出现各种临床表现,严重者可导致机体死亡。血液循环障碍可分为全身性和局部性两大类。全身性血液循环障碍是整个心血管系统功能失调的结果;局部血液循环障碍是指某个器官或局部组织的循环异常,表现为:局部血管内血量的异常,局部血管内容物的异常,血管壁通透性和完整性的异常。

一、实验目的

(1) 掌握肝淤血的大体及镜下形态特点与临床病理联系;下肢静脉血栓的形态特点,并联系形成条件、形成过程,分析可能产生的危害。

(2) 熟悉贫血性梗死与出血性梗死的病理特点。

(3) 了解急性肺淤血与肺褐色硬变的镜下特点。

二、实验内容

实验内容如表 3.2 所示。

表 3.2　实验内容

编号	大体标本	编号	组织切片
1	慢性肝淤血	1	急性肺淤血
2	慢性脾淤血	2	慢性肺淤血
3	软脑膜下出血	3	慢性肝淤血
4	静脉血栓	4	混合血栓
5	脾贫血性梗死	5	血栓机化
6	肠出血性梗死	6	肾贫血性梗死
7	下肢水肿	7	肺出血性梗死

(一)大体标本肉眼观察

1. 慢性肝淤血(chronic congestion of liver)

由图 3.28 可见,肝脏体积增大,包膜紧张,边缘变钝,重量增加,切面呈红色(经甲醛溶液固定后呈黑褐色)与灰黄色相间的花纹,极似中药槟榔的切面,故称"槟榔肝"。红色为小叶的淤血区,灰黄色为小叶周边的肝细胞发生脂肪变性区。

2. 慢性脾淤血(chronic congestion of spleen)

由图 3.29 可见,脾脏被膜增厚,体积显著增大,颜色暗红。

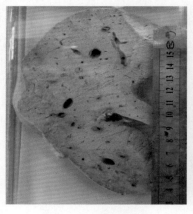 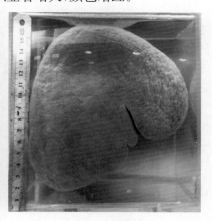

图 3.28　慢性肝淤血　　　　　图 3.29　慢性脾淤血

3. 软脑膜下出血(submeningeal hemorrhage)

由图 3.30 可见,标本为新生儿大、小脑。两侧颞叶软脑膜下见一片黑色出血区。

4. 静脉血栓(thrombus within vein)

由图 3.31 可见,标本取自下肢静脉,血管腔内可见有固体质块形成,与血管壁连接紧密,表面干燥无光泽,右侧血管内隐约可见黑褐色与灰白色相间的花纹,此为血栓体部(混合血栓),左侧血管内可见黑色固体质块,此为血栓尾部(红色血栓)。

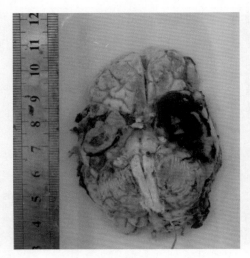

图 3.30 软脑膜下出血

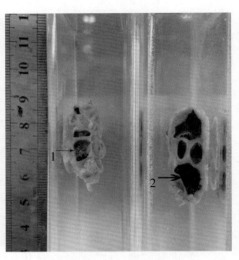

图 3.31 静脉血栓

1. 混合血栓(左);2. 红色血栓(右)

5. 脾贫血性梗死(anemic infarct of spleen)

由图 3.32 可见,脾脏大体标本一片,包膜增厚。切面可见两块灰白、略呈三角形的梗死区,尖端朝向脾门部,底部朝向被膜,坏死组织干燥、呈凝固体,界限清楚,边缘出血、充血带较明显。

6. 肠出血性梗死(hemorrhagic infarct of intestine)

由图 3.33 可见,可见肠管呈黑褐色,肠壁因淤血、水肿出血而明显增厚,黏膜皱襞消失,与正常肠壁界限不清楚。

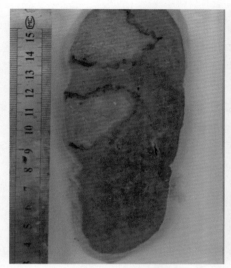

图 3.32　脾贫血性梗死

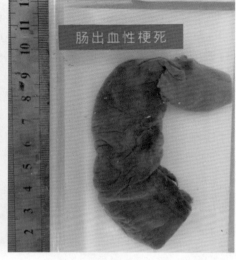

图 3.33　肠出血性梗死

7. 下肢水肿(edema of lower extremities)

由图 3.34 可见,标本为部分小儿左下肢,小腿皮肤紧张(因标本固定过久,部分区域皮肤皱缩),足背隆起,呈苍白色。

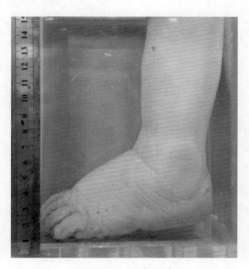

图 3.34　下肢水肿

（二）切片镜下观察

1. 急性肺淤血(acute pulmonary congestion)

【低倍观察】肺泡间隔的毛细血管明显扩张充血,部分肺泡腔内可见均质红染的水肿液(图 3.35)。

【高倍观察】肺泡间隔增宽,毛细血管扩张,管腔内充满红细胞,肺泡内可见均质红染的水肿液和少量巨噬细胞。

【观察要点】肺泡间隔的毛细血管明显扩张充血,肺泡内可见均质红染的水肿液。

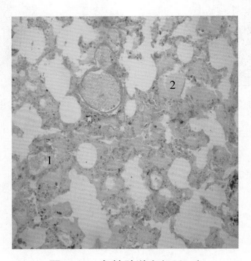

图 3.35　急性肺淤血(100×)

1. 肺泡壁毛细血管扩张充血;2. 肺泡腔内含水肿液

2. 慢性肺淤血(chronic pulmonary congestion)

【低倍观察】不同区域肺泡腔内积有粉红色液体和巨噬细胞,肺间质不同程度纤维化(图 3.36)。

【高倍观察】肺泡腔及肺间质内可见大量含有含铁血黄素颗粒的巨噬细胞,即"心衰细胞",其细胞质呈褐色,部分肺泡腔内大量淡红色浆液积聚使肺泡腔扩大,部分肺泡壁毛细血管轻度扩张充血,部分肺泡壁纤维组织增生(图 3.37)。

【观察要点】肺泡壁毛细血管扩张、充血;肺泡腔内水肿液积聚,可见"心衰细胞"。

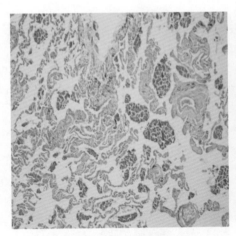

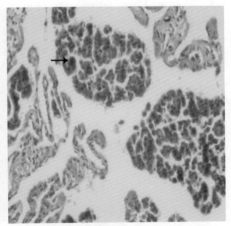

图 3.36 慢性肺淤血(100×)

图 3.37 慢性肺淤血(400×)

箭头示心衰细胞

3. 慢性肝淤血(chronic congestion of liver)

【低倍观察】肝小叶结构完整,中央静脉及周围肝窦明显扩张,充血,小叶周边肝窦扩张,充血不明显(图 3.38)。

【高倍观察】中央静脉及周围肝窦扩张,内充满大量红细胞,该处肝细胞萎缩、消失,严重者肝小叶淤血区之间可互相连接。部分肝细胞质内有大小不一的脂滴空泡(图 3.39)。

【观察要点】中央静脉及肝窦扩张淤血;小叶中央部分肝细胞萎缩甚至消失,周边肝细胞脂肪变性。

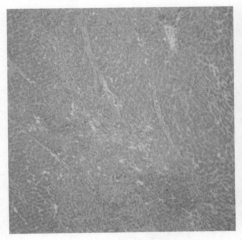

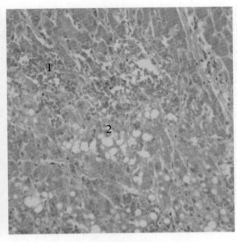

图 3.38 慢性肝淤血(100×)

图 3.39 慢性肝淤血(400×)

1. 淤血区;2. 肝细胞脂肪变性

4. 混合血栓(mixed thrombus)

【低倍观察】血管腔内充满粉红色小梁与深红色区层状交替排列(图 3.40)。

【高倍观察】红色无结构的小梁网架由血小板凝聚而成。血小板形态较小,不规则,周围胞质透明,呈淡蓝色,中央有许多蓝色颗粒。小梁表面有许多红细胞吸附着。小梁之间为纤维素构成的浅红色丝状网架,大量红细胞被网络其中。中央染色浅,周边染色深(图 3.41)。

【观察要点】血小板小梁;小梁间纤维素网络红细胞。

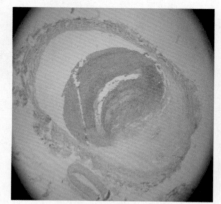
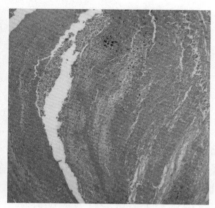

图 3.40　混合血栓(40×)　　　　图 3.41　混合血栓(100×)

5. 血栓机化(thrombus organization)

【低倍观察】血管腔内为血栓,血栓内可见大小不等的不规则腔隙。

【高倍观察】血栓内可见较多毛细血管形成的小腔隙及散在的成纤维细胞和炎细胞(图 3.42)。

【观察要点】一些成纤维细胞和毛细血管(即肉芽组织)长入血栓内。

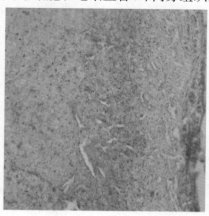

图 3.42　血栓机化(400×)

6. **肾贫血性梗死**(anemic infarct of kidney)

【**低倍观察**】梗死区肾小球,肾曲管的轮廓尚存。但细胞结构模糊,核消失,呈嗜酸性质块。其与正常组织交界处可见带状出血、毛细血管扩张以及炎细胞浸润(图 3.43)。

【**高倍观察**】梗死区内细胞核分别出现固缩、碎裂、溶解消失(图 3.44)。

【**观察要点**】梗死区可见肾小球及肾小管轮廓,但结构不清楚,细胞核固缩、碎裂、溶解消失。

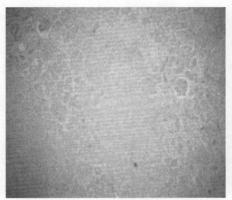

图 3.43 肾贫血性梗死(100×)

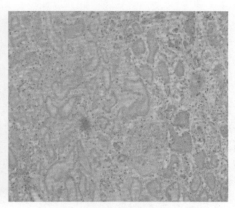

图 3.44 肾贫血性梗死(400×)

7. **肺出血性梗死**(hemorrhagic infarct of lung)

【**低倍观察**】肺组织坏死,各层组织结构尚可辨认(图 3.45)。

【**高倍观察**】梗死区充满红细胞,肺泡组织结构不清,周围肺组织显著充血,充血、出血带不明显(图 3.46)。

【**观察要点**】肺泡壁细胞坏死,结构不清,充满红细胞。

图 3.45 肺出血性梗死(100×)

图 3.46 肺出血性梗死(400×)

三、思考题

（1）试述临床上为了判断右心衰的治疗与发展情况，为什么常可采取触摸肝脏下界的方法？

（2）血栓形成、栓塞、梗死三者有何关系？

（3）肺淤血与肺出血性梗死的镜下变化有何不同？主要区别是什么？

四、临床病例讨论

【案例】患者女，18 岁。车祸下肢损伤 3 小时。呈休克状态，双下肢严重挫伤。右小腿皮肤，肌肉撕裂出血。X 线检查见左侧胫骨及腓骨中段骨折及右侧股骨下段骨折。经输液、输血、止血及手术治疗后情况稳定。住院第 6 天，忽述胸部绞痛，咯血痰。观察 1 天后胸痛自然减退，但时感胸闷，住院 15 天，用力解大便后忽感剧烈胸痛，气紧，随即发绀，脉搏快而弱，面色苍白，出冷汗，经抢救无效死亡。尸检发现：① 肺动脉主干几分支处血栓栓塞；② 右侧髂静脉内混合血栓形成；③ 左小腿深部静脉血栓形成伴部分机化。

【讨论要点】

（1）患者突然死亡的首要原因是什么？

（2）按照首要死亡原因推测患者突然死亡的有关病理条件。

实验三　炎　　症

当各种外源性和内源性损伤因子作用于机体，造成器官、组织和细胞的损伤时，机体局部和全身会发生一系列复杂反应，以局限和消灭损伤因子，清除和吸收坏死组织和细胞，并修复损伤，机体这种复杂的以防御为主的反应称为炎症。炎症的基本病理变化包括变质、渗出和增生。炎症的局部表现为红、肿、热、痛和功能障碍，全身急性期反应包括发热、末梢血白细胞数量增多、单核吞噬细胞系统机能亢进、淋巴细胞组织增生以及实质器官病变等。炎症根据病程经过可分为急性炎症和慢性炎症。

一、实验目的

（1）掌握炎症局部的基本病变，各种炎症的形态变化，并联系各自的主要临床表现。

(2)熟悉各种炎细胞的形态特点及临床意义。

(3)了解炎症原因、经过和结局。

二、实验内容

实验内容如表3.3所示。

表3.3 实验内容

编号	大体标本	编号	组织切片
1	急性重型肝炎	1	各类炎细胞
2	输卵管积水	2	纤维素性心包炎
3	纤维素性心包炎	3	急性蜂窝织性阑尾炎
4	缩窄性心包炎	4	肝脓肿
5	细菌性痢疾	5	慢性胆囊炎
6	急性蜂窝织性阑尾炎	6	鼻炎性息肉
7	多发性肺脓肿	7	异物性肉芽肿
8	脾脓肿		
9	鼻炎性息肉		
10	子宫颈息肉		
11	慢性胆囊炎		
12	肺炎性假瘤		

(一)大体标本肉眼观察

1. 急性重型肝炎(acute severe hepatitis)

由图3.47可见,标本为成人肝脏。由于肝细胞急骤广泛坏死而使得体积显著缩小,边缘变锐,被膜皱缩,质地柔软,如面团样。切面呈土黄色,边缘灰黑色(出血),部分区域灰黄色中杂有土黄色小点(坏死区),由于大片肝细胞坏死,使肝小叶正常结构消失,与脾脏切面很相似。由于肝细胞坏死后,毛细胆管内胆汁流出,肝组织被染成黄色,故又称急性黄色肝萎缩(acute yellow atrophy of liver)。

2. 输卵管积水(hydrosalpinx)

由图3.48可见,标本为囊性肿块,囊壁薄或菲薄,半透明,质软,内含液体,一侧可见输卵管伞端,已粘连,闭塞不通。

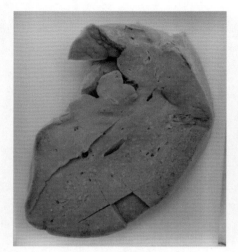

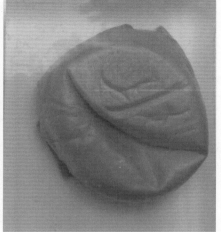

图 3.47　急性重型肝炎　　　　　　　　　　　　图 3.48　输卵管积水

3. **纤维素性心包炎**（fibrinous pericarditis）

由图 3.49 可见，标本为婴儿心肺，心包壁层已剪开，其内面覆盖一层淡黄色絮状渗出物（纤维素），又称绒毛心（cor villosum）。心外膜及肺脏表面也有纤维素渗出物附着。

4. **缩窄性心包炎**（constrictive pericarditis）

由图 3.50 可见，标本为婴儿心肺，可见心包脏层与壁层粘连，增厚，心包腔几乎完全闭塞。增厚的心包与肺、膈肌紧密粘连。

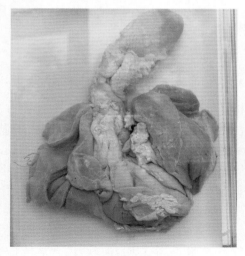

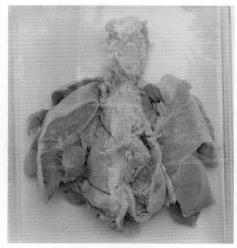

图 3.49　纤维素性心包炎　　　　　　　　　　图 3.50　缩窄性心包炎

5. 细菌性痢疾(bacillary dysentery)

由图 3.51 可见,标本为一段结肠,黏膜面见一层灰白或污灰黄色糠皮样膜状物覆盖,称为假膜。部分已脱落,形成大小不等、形态不一的浅表小溃疡。

6. 急性蜂窝织性阑尾炎(acute phlegmonous appendicitis)

由图 3.52 可见,切除的阑尾,明显肿胀增粗,表面血管扩张充血,有灰黄色脓性渗出物覆盖。

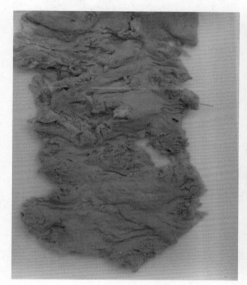

图 3.51 细菌性痢疾   图 3.52 急性蜂窝织性阑尾炎

7. 多发性肺脓肿(multipe abscess of lung)

由图 3.53 可见,标本为小儿的喉、气管及肺组织,肺组织各叶均有粟粒至桂圆大小的黄色脓肿,外层为脓肿膜,内为脓液,部分脓肿中脓液流失,留下空腔,左肺的胸膜有少量纤维素性渗出物附着。

8. 脾脓肿(abscess of spleen)

由图 3.54 可见,标本为脾脏,脾表面及切面有散在的小脓肿,直径约 0.5 cm。

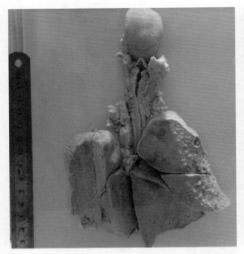
图 3.53　多发性肺脓肿

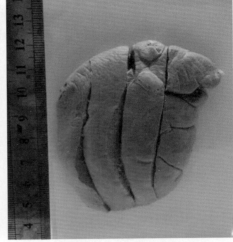
图 3.54　脾脓肿

9. 鼻炎性息肉(nasal inflammatory polyp)

　　由图 3.55 可见,标本取自鼻腔,呈长圆形肿块,表面光滑,质地细软,灰白色,有蒂。

10. 子宫颈息肉(cervical polyp)

　　由图 3.56 可见,子宫颈息肉一个,一端较狭长,为蒂部,切面灰白色,可见多数小囊腔,腔内含有黏液。

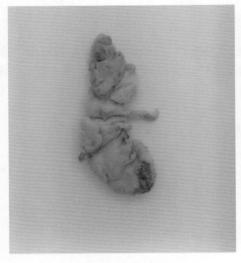
图 3.55　鼻炎性息肉

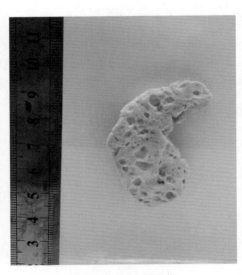
图 3.56　子宫颈息肉

11. 慢性胆囊炎(chronic cholecystitis)

由图 3.57 可见,标本为剖开的胆囊,壁厚薄不一,黏膜皱襞粗糙。右侧胆囊壁增厚明显,右侧胆囊黏膜粗糙,如丝绒状。(注:慢性胆囊炎多与结石合并存在,互为因果。)

12. 肺炎性假瘤(inflammatory pseudotumor of lung)

由图 3.58 可见,标本为肺组织内的炎性瘤体,切面见一灰白色圆形结节,境界清楚。(注:本病在大体形态及 X 线表现上,需与肺癌、肺结核球相鉴别。)

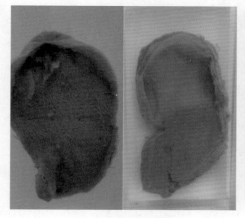

图 3.57 慢性胆囊炎

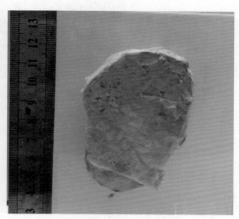

图 3.58 肺炎性假瘤

(二) 切片镜下观察

1. 各类炎细胞(inflammatory cells)

【高倍观察】(图 3.59)

(1) 中性粒细胞:10~15 μm,圆形,细胞核呈分叶状 2~3 叶,细胞质呈淡红色,内含中性颗粒。

(2) 嗜酸性粒细胞:10~15 μm,圆形,细胞核可分为 2~5 叶,以两叶核多见,细胞质呈玫红色,内可见粗大的嗜伊红颗粒。

(3) 淋巴细胞:细胞体积小,6~9 μm,圆形,胞质极少,光镜下几乎看不到,略嗜碱性,核圆形,染色质呈块状,嗜碱性。

(4) 浆细胞:细胞呈卵圆形或圆形。细胞质丰富,嗜伊红或略嗜碱性。核圆,偏位,染色质凝集成块状,贴近核膜呈车轮状分布,无核仁,核周有半圆形的淡染区,称"核周晕"。

(5) 单核巨噬细胞:14~20 μm,圆形或椭圆形,细胞质丰富,呈淡粉红色,核圆形或肾形,大小不一,有空泡,常含有吞噬物。

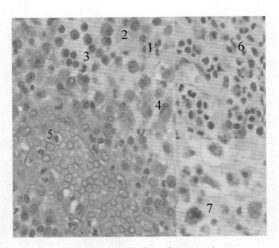

图 3.59 各类炎细胞(400×)

1. 中性粒细胞;2. 浆细胞;3. 淋巴细胞;4. 单核细胞;

5. 白细胞附壁;6. 嗜酸性粒细胞;7. 吞噬色素的巨噬细胞

2. 纤维素性心包炎(fibrinous pericarditis)

【低倍观察】部分心外膜组织,在心肌、脂肪组织的表面,见有大量纤维素覆盖(图 3.60)。

【高倍观察】纤维素聚集成束状或片块状,深红色,其夹杂有少量坏死的细胞碎片及炎细胞,深层处见部分区域毛细血管丰富,纤维母细胞增生。

【观察要点】心外膜表面覆盖纤维素性炎性渗出物,内含少量炎细胞及脱落的间皮细胞。

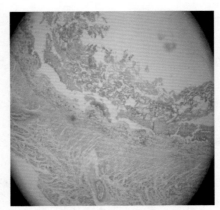

图 3.60 纤维素性心包炎(40×)

3. 急性蜂窝织性阑尾炎(acute purulent appendicitis)

【低倍观察】阑尾横切面,自外向内依次可见浆膜层、肌层(外为纵形肌、内为环形肌)、黏膜下层、黏膜层。黏膜层上皮部分坏死脱落,腔内含有变性、坏死的中性粒细胞(脓细胞)及脱落上皮。阑尾各层均明显充血水肿,并有大量中性粒细胞弥漫浸润,肌纤维被渗出液分离变疏松,浆膜层及系膜脂肪组织中也见有中性粒细胞浸润(图 3.61)。

　　【高倍观察】阑尾各层组织间隙内弥漫性浸润的炎症细胞,主要是中性粒细胞。中性粒细胞为圆形,核呈分叶状,2～3 叶,细胞质淡红色。阑尾肌层的渗出液被染成浅红色(图 3.62)。

　　【观察要点】阑尾各层均可见大量中性粒细胞弥漫性浸润。

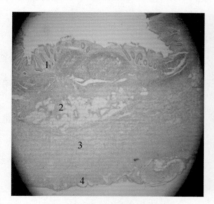 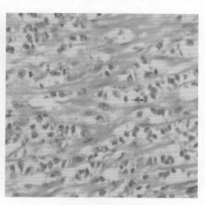

图 3.61　急性蜂窝织性阑尾炎(40×)　　图3.62　急性蜂窝织性阑尾炎(400×)
　1 黏膜层;2. 黏膜下层;3. 肌层;4. 浆膜层　　　　　　　箭头示中性粒细胞

4. 肝脓肿(abscess of liver)

　　【低倍观察】肝组织中可见数个散在的中央呈紫蓝色的、境界清楚的炎症性区域,即为脓肿形成,内有较多炎细胞浸润(图 3.63)。

　　【高倍观察】脓肿内组织坏死,局部有大量中性粒细胞集聚(图 3.64)。

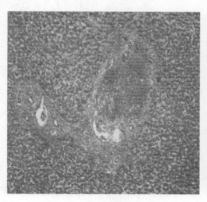 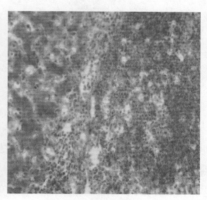

图 3.63　肝脓肿(100×)　　　　　图 3.64　肝脓肿(400×)

【观察要点】中性粒细胞局限在肝组织的某个区域形成脓肿。

5. **慢性胆囊炎**(chronic cholecystitis)

【低倍观察】认识胆囊壁三层结构(黏膜层、肌层、浆膜层)。胆囊壁增厚,纤维结缔组织增生。黏膜上皮多数萎缩,少数黏膜腺体延伸至肌层。各层中有慢性炎症细胞(淋巴细胞和浆细胞)浸润,个别处有淋巴小结形成,并有充血、水肿(图3.65)。

【高倍观察】黏膜层及肌层纤维组织增生,部分可见水肿,细胞结构疏松,间质充满淡红染的液体。

【观察要点】黏膜充血,上皮已脱落,有大量的淋巴细胞及浆细胞浸润,其他各层也可见慢性炎细胞浸润。

6. **鼻炎性息肉**(nasal inflammatory polyp)

【低倍观察】息肉主要由增生的腺体、血管、成纤维细胞及纤维细胞和各种炎细胞组成,间质明显水肿,息肉表面由增生的鳞状上皮或假复层纤毛柱状上皮所覆盖,内部为增生的腺体,腺腔扩张(图3.66)。

【高倍观察】腺体增多,上皮为柱状或立方形,间质充血、水肿,细胞稀疏,间质中炎细胞浸润以浆细胞及淋巴细胞为主。

【观察要点】息肉主要由增生的腺体、血管、成纤维细胞及纤维细胞和各种慢性炎症细胞组成。

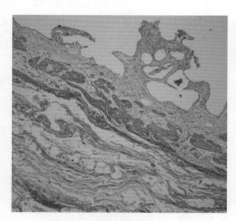 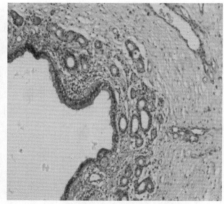

图3.65 慢性胆囊炎(100×)　　　　图3.66 鼻炎性息肉(100×)

7. **异物性肉芽肿**(foreign body granuloma)

【低倍观察】主要由多核巨细胞、单核细胞等构成,多呈结节状病变。

【高倍观察】病变主要由单核细胞、巨噬细胞构成,散在分布较多的多核异物巨细胞,其体积巨大,多个细胞核散在分布于细胞内,部分细胞内可见吞噬的异物,可见多少不等的淋巴细胞,边缘可见纤维结缔组织增生(图3.67)。

【观察要点】以多核异物巨细胞、巨噬细胞为主的结节状病变,病变区可见异物,病变边缘纤维组织增生。

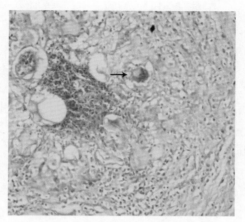

图 3.67 异物性肉芽肿(400×)

箭头示多核异物巨细胞

三、思考题

(1)如何理解炎症是机体以防御为主的病理过程?

(2)在观察大体标本和组织切片时,如何诊断它们有炎症?其病理根据是什么?

(3)肉芽组织与炎性肉芽肿有何不同?

四、临床病例讨论

【案例】患者男性,10 岁。主诉:咽痛,高热 3 天,伴胸、颈部红肿 1 天。患者 3 天前开始感到全身不适,伴咽痛、寒战、高热。患儿母亲曾请巫婆驱邪,红纸泡水洗浴,无效,故来医院求诊。体温 40 ℃,脉搏 120 次/分,呼吸 45 次/分,血压 96/60 mmHg。急性重病容,神志不清,呼吸急促,双颌、颈部、胸部红肿。化验室检查:血中白细胞总数 21×10⁹/L,中性粒细胞 86%。入院后,经输液抗感染治疗并抢救 6 小时无效死亡。尸检:死者下颌、颈部及胸部皮下组织大量中性粒细胞浸润,明显充血水肿,部分肌肉坏死,脓液形成,尤以颈部为甚,压迫呼吸道。

【讨论要点】

本患者的病理诊断与死亡原因是什么?

实验四　肿　瘤

肿瘤是一种常见病和多发病,以细胞异常增生并常在机体局部形成肿块为特点。肿瘤细胞具有异常的形态、代谢和功能。它生长旺盛,具有与机体不相协调的相对无限制性生长,并不同程度地失去了分化成熟的能力。肿瘤种类繁多,主要分为良性和恶性两大类:良性肿瘤生长缓慢,对机体危害性小;恶性肿瘤生长迅速,侵袭性及破坏性强,对机体危害性大,甚至危及生命。

一、实验目的

(1) 掌握肿瘤的一般形态结构及生长方式,良、恶性肿瘤的主要区别和肿瘤的扩散途径。

(2) 熟悉癌和肉瘤的区别,肿瘤的分类及命名原则。

(3) 了解癌前病变、原位癌和早期浸润癌的形态特征。

二、实验内容

实验内容如表 3.4 所示。

表 3.4　实验内容

编号	大体标本	编号	组织切片
1	乳腺癌伴腋窝淋巴结转移	1	皮肤鳞状细胞乳头状瘤
2	恶性黑色素瘤血道转移	2	鳞状细胞癌
3	皮肤乳头状瘤	3	肠腺瘤
4	甲状腺腺瘤	4	直肠腺癌
5	卵巢多房性黏液性囊腺瘤	5	平滑肌瘤
6	卵巢浆液性乳头状囊腺癌	6	纤维肉瘤
7	阴茎癌	7	子宫颈原位癌
8	溃疡型胃癌		
9	乳腺癌		

续表

编号	大体标本	编号	组织切片
10	胃黏液腺癌		
11	纤维瘤		
12	脂肪瘤		
13	肝脏海绵状血管瘤		
14	子宫平滑肌瘤		
15	多发性子宫平滑肌瘤		
16	滑膜肉瘤		
17	脂肪肉瘤		
18	胫骨上端骨肉瘤		
19	股骨下端骨肉瘤		
20	卵巢囊性成熟型畸胎瘤		
21	葡萄胎		
22	结肠多发性腺瘤性息肉		

(一) 大体标本肉眼观察

1. 肿瘤的大体形态

(1) 外形:① 结节状,如子宫肌瘤、甲状腺腺瘤。② 分叶状,如脂肪瘤。③ 囊状,如卵巢囊腺瘤。④ 息肉状,如肠腺瘤性息肉。⑤ 乳头状,如皮肤乳头状瘤。⑥ 溃疡形,如胃癌(溃疡型)。⑦ 浸润形,如乳腺癌。

(2) 大小:大者可达数十千克,多见于腹腔良性肿瘤,如卵巢囊腺瘤;小者如原位癌,仅在显微镜下方可发现。

(3) 颜色:绝大多数的肿瘤呈灰白色,如癌、纤维瘤。有些肿瘤可呈特殊颜色,如血管瘤、绒癌呈暗红色,脂肪瘤呈黄色,黑色素瘤呈褐色。

(4) 硬度:取决于肿瘤实质的组成,间质与实质的比例及有无继发性改变。如骨瘤最硬,脂肪瘤较软,纤维瘤较韧,乳房的髓样癌较软,硬癌则较硬,伴有出血坏死的肿瘤较软。

(5) 数目:多数为单发,也可多发,如子宫多发性平滑肌瘤。

2. 肿瘤的生长方式

(1) 膨胀性生长(expansile growth):肿瘤界限清楚,周围组织受压,如子宫平滑肌瘤、甲状腺腺瘤。

（2）浸润性生长（invasive growth）：肿瘤组织向周围组织内呈蟹足状（树根状）浸润性生长，无包膜，如乳腺癌。

（3）外生性生长（exophytic growth）：肿瘤组织向管腔或表面生长，呈突起的乳头状，如皮肤乳头状瘤；肿瘤组织向管腔或表面生长，呈突起的菜花状，同时又浸润性生长，如结肠癌隆起型。

3. 肿瘤的扩散

（1）直接蔓延。随着恶性肿瘤不断长大，瘤细胞可连续不断地沿组织间隙、淋巴管、血管或神经束衣侵入并破坏邻近正常组织或器官继续生长，如晚期乳腺癌可穿过胸肌，侵入胸腔，甚至到达肺。

（2）淋巴道转移：淋巴道是癌最常见的转移途径。瘤细胞浸入淋巴管后，随淋巴流到局部淋巴结，如乳房癌伴腋窝淋巴结转移。由图3.68可见标本为乳房癌根治标本，肿块灰白色、较大、边界不清楚，同侧腋窝淋巴结均显著肿大，并融合成大块状，切面与乳房肿块相似。

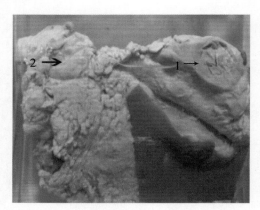

图3.68 乳腺癌伴腋窝淋巴结转移

1. 原发肿瘤（右）；2. 腋窝淋巴结（左）

（3）血道转移。恶性肿瘤细胞侵入血管后，可随血流到达远隔器官继续生长，形成转移瘤。如恶性黑色素瘤沿血路循环转移至肝、肺、脑、脾、小肠及小肠系膜等。① 恶性黑色素瘤肺转移：标本为肺组织，两肺部分叶间胸膜及右肺上叶部分胸膜均有陈旧性粘连。于左、右各叶肺内均散在大小不等的黑色素瘤转移结节。② 恶性黑色素瘤脑转移：图3.69中间标本为冠状切面的额叶脑组织两片，于灰质及白质内可见芝麻至青豆大的黑色素瘤结节。③ 恶性黑色素瘤脾转移：脾脏一片，切面见散在多数大小不等的黑色素瘤结节（标本中的小空洞系固定不佳组织自溶之故），见图3.69左则标本。④ 恶性黑色素瘤肠系膜转移：标本为小肠及小肠系膜，肠壁已剪开，于小肠系膜及肠壁上见绿豆至青豆大的黑色素瘤结节。

　　本例原发灶见截除之食指标本,见图 3.69 左侧标本,指甲下见一黑色肿物;指骨表面血管内可见一瘤栓子。

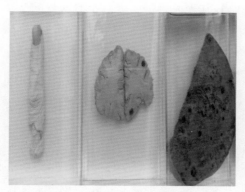

图 3.69 恶性黑色素瘤血道转移

　　(4)种植性转移:发生在胸腹腔等体腔内器官的恶性肿瘤,侵及器官表面时,瘤细胞可以脱落,像播种一样种植在体腔其他器官的表面,形成多个转移瘤。如卵巢 Krukenberg 瘤。

4. 上皮组织常见肿瘤

　　(1)皮肤乳头状瘤(cutaneous papilloma):由图 3.70 可见,皮肤一块,7 cm×6 cm,于中央见一 4.5 cm×4.5 cm 大小的乳头状新生物。

　　(2)甲状腺腺瘤(adenoma of thyroid):由图 3.71 可见,标本为肿瘤的切面,为一椭圆形结节,有完整包膜。

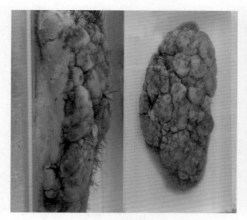

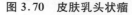

图 3.70 皮肤乳头状瘤

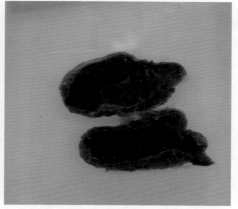

图 3.71 甲状腺腺瘤

　　(3)卵巢黏液性囊腺瘤(ovary mucinus cystadenoma):由图 3.72 可见,囊肿一个,已剖开,1.5 cm×4 cm×8 cm 大小,表面呈分叶状,包膜尚光滑。切面可见许多大小不等的囊腔,囊内原充满胶冻状物。

(4) 卵巢乳头状囊腺癌(papillary cystadenocarcinoma of ovary)-外生型(exo-phytic):标本为囊状肿瘤,其表面囊壁上见数个乳头状突起,大小不等,灰白色(图3.73)。

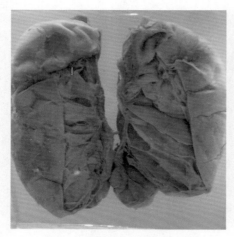

图 3.72　卵巢黏液性囊腺瘤

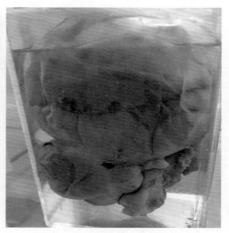

图 3.73　卵巢乳头状囊腺癌

(5) 阴茎鳞状细胞癌(squamous cell carcinoma of penis):由图 3.74 可见,标本为两段阴茎,一段作矢状剖面,另一段未切开,后者为包茎,于阴茎背部有一菜花状肿物,几乎环绕阴茎一周。矢状剖面的阴茎见肿瘤已累及包皮,阴茎海绵体无明显浸润,镜下均为鳞状细胞癌。

(6) 溃疡型胃癌(gastric carcinoma-ulcerative pattern):由图 3.75 可见,胃黏膜面可见一巨大溃疡,不规则,边缘不规则隆起,伴出血、坏死,底部凹凸不平。

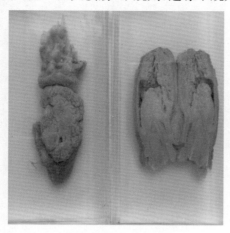

图 3.74　阴茎癌

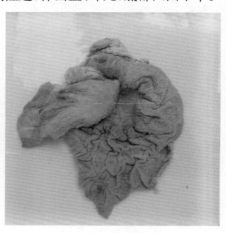

图 3.75　溃疡型胃癌

（7）乳腺癌（carcinoma of breast）：由图 3.76 可见，标本为切除的乳房组织，表面可见乳头一侧有肿块隆起，切面见灰白色肿瘤组织，呈浸润生长，无包膜，如蟹足状。

（8）胃黏液腺癌（胶样癌）（gastric mucinous carcinoma）：由图 3.77 可见，标本为切除的胃肿块，已剖开，切面灰白色，湿润，半透明，如胶冻样，边界不清楚。

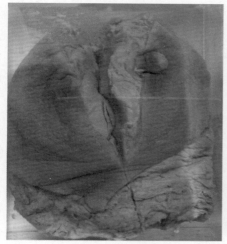

图 3.76　乳腺癌　　　　　　　图 3.77　胃黏液腺癌

5. 间叶组织来源的肿瘤

（1）纤维瘤（fibroma）：由图 3.78 可见，鸡蛋大肿物一个，圆形结节状，有包膜，与周围组织有明显分界，切面可见编织状条纹（镜检为纤维瘤）。

（2）脂肪瘤（lipoma）：由图 3.79 可见，标本为皮下脂肪瘤，淡黄色分叶状，有完整的包膜，分界清楚，切面淡黄。

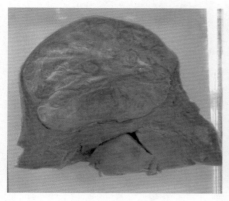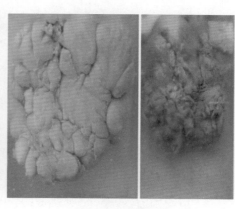

图 3.78　纤维瘤　　　　　　　图 3.79　脂肪瘤

（3）肝脏海绵状血管瘤（cavernous hemangioma of liver）：由图3.80可见，肝脏标本一片，新鲜肿瘤内含血液，由扩张的血管组成。切面呈疏松海绵状，浸润性生长，无包膜。

（4）子宫平滑肌瘤（leiomyoma of uterus）：由图3.81可见，标本为全子宫及双附件，子宫已剖开，宫底见一结节状肿块，突出于子宫腔内，切面灰白色，编织状。

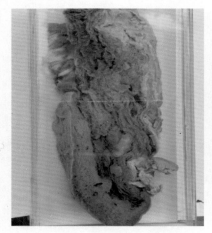 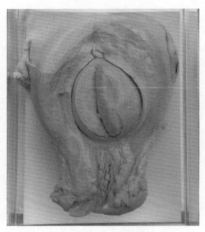

图3.80　肝脏海绵状血管瘤　　　　　图3.81　子宫平滑肌瘤

（5）多发性子宫平滑肌瘤（multiple uterine leiomyoma）：由图3.82可见，子宫肌壁间、内膜下和浆膜下可见多个大小不等的结节，境界清楚，质韧，切面呈灰白色，漩涡状或编织状。

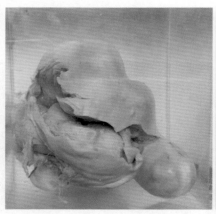 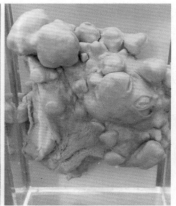

图3.82　多发性子宫平滑肌瘤

（6）滑膜肉瘤（synovial sarcoma）：由图3.83可见，椭圆形肿瘤已切开，附少量皮肤，表面有假包膜，切面肿瘤呈白色略带粉红，质细腻均匀，如鱼肉状。

（7）脂肪肉瘤（liposarcoma）：由图 3.84 可见，肿瘤灰黄色，切面除脂肪组织外并有灰白色黏液组织，瘤体周围有假包膜。

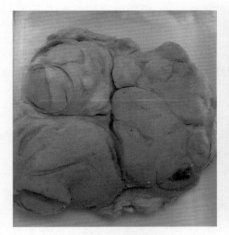 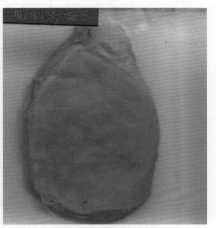

图 3.83　滑膜肉瘤　　　　　　　　图 3.84　脂肪肉瘤

（8）骨肉瘤（osteosarcoma）

① 胫骨上端骨肉瘤（osteosarcoma of the upper tibia）：由图 3.85 可见，胫骨上端为肿瘤组织，呈灰白色，骨干已被破坏并向外扩散，骨髓腔内也被肿瘤组织取代，瘤组织内可见黄色肿瘤性骨质。

② 股骨下端骨肉瘤（osteosarcoma of the distal femur）：由图 3.86 可见，肿瘤组织位于股骨下端，约 15 cm×12 cm×6 cm，骨干严重破坏并造成骨折，部分骨干已看不清，残留的骨髓腔内已被肿瘤取代，瘤组织呈灰白色部分已坏死，其内可见肿瘤性骨质。

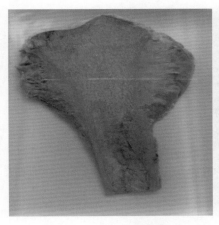 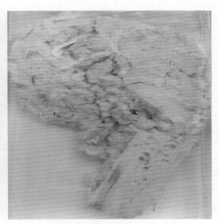

图 3.85　胫骨上端骨肉瘤　　　　　　图 3.86　股骨下端骨肉瘤

6. 其他肿瘤

(1) 卵巢囊性成熟型畸胎瘤(皮样囊肿)(cystic mature teratoma of ovary，dermoid cyst)：由图 3.87 可见，标本为切除的卵巢肿瘤，切面可见实性区及囊腔，充满皮脂、毛发并可见两颗牙齿。

(2) 葡萄胎(hydatidiform mole)：(完全性葡萄胎)由图 3.88 可见，标本为宫腔刮出物，可见大小不等的透明或半透明的水泡，壁薄，水泡间有纤维条索相连，状如葡萄。

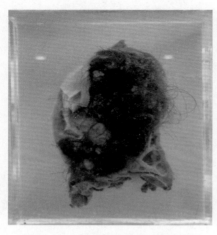 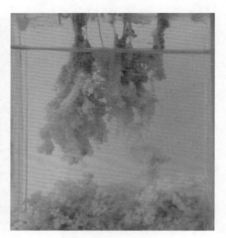

图 3.87　卵巢囊性成熟型畸胎瘤　　　　　　　图 3.88　葡萄胎

(3) 结肠多发性腺瘤性息肉(multiple adenomatous polypus of colon)：由图 3.89 可见，结肠黏膜面有许多大小不等的息肉状结节突出于黏膜表面，基底部有蒂，与肠黏膜相连。

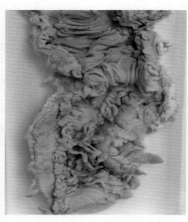

图 3.89　结肠多发性腺瘤性息肉

（二）切片镜下观察

1. 皮肤鳞状细胞乳头状瘤（squamous cell papilloma of the skin）

【肉眼观察】切片可见组织的一侧染色稍深，向表面呈乳头状突起，另一侧较红，为胶原纤维（皮下结缔组织）。目镜反转观察：乳头状瘤处呈手指状突起，表面覆以如指套的上皮，上皮下为结缔组织，形如手套。

【低倍观察】瘤组织有多个乳头状突起构成（图 3.90）。

【高倍观察】乳头表面的鳞状上皮有增生，并保留原排列结构及层次，即角化层，红色，无细胞核或固缩的细胞核；颗粒层位于角化层下，染色最深，如带状，可见细胞内有紫黑颗粒；棘细胞层，细胞多角形，可见细胞间桥；基底层，细胞略小，最下一层呈柱状排列，基底膜完整，但上皮细胞增生活跃，较正常上皮细胞略大，细胞略嗜碱性，乳头中央为疏松结缔组织，内有血管及少量淋巴细胞浸润（图 3.91）。

【观察要点】被覆鳞状上皮增生，形成乳头状突起，乳头中心为间质，细胞形态、排列层次和方向与正常皮肤组织结构相似。

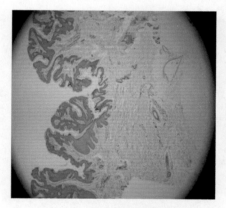 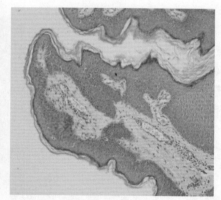

图 3.90　皮肤鳞状细胞乳头状瘤（40×）　　图 3.91　皮肤鳞状细胞乳头状瘤（400×）

2. 鳞状细胞癌（squamous cell carcinoma）

【低倍观察】鳞状上皮已经被癌组织取代，癌组织呈片状、条索状或巢状分布，形成大小不等的癌巢，为肿瘤的实质部分，有的癌巢内有红色无结构呈同心圆排列的角化物质，即角化珠（又称癌珠）。癌巢之间的结缔组织即为间质。实质与间质分界清楚，部分癌组织已浸润到平滑肌（图 3.92）。

【高倍观察】癌巢内排列无一定方向，有些癌巢最外一层细胞染色较深，似基底层；其内细胞较大，染色略浅，似棘细胞层，而角化珠则似角化层。癌细胞异型性明显，细胞大小不等，染色深浅不一；核大小不等，核形不一，染色深，染色质粗颗粒状，易找见核分裂象，部分癌细胞间可见细胞间桥。间质为血管丰富的结缔组织，有明显充血及炎细胞浸润(图 3.93)。

【观察要点】实质与间质分界清楚,癌组织呈片状、条索状或巢状分布,部分癌巢内可见角化珠,癌细胞异型性明显。

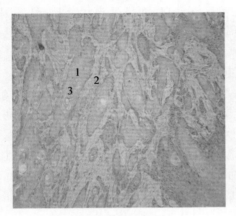

图 3.92　鳞状细胞癌(100×)
1. 实质;2. 间质;3. 角化珠(癌珠)

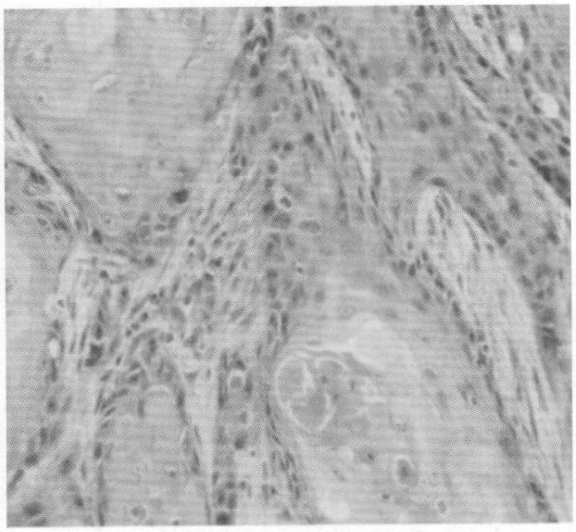

图 3.93　鳞状细胞癌(400×)

3. 肠腺瘤(rectum adenoma)

【低倍观察】瘤组织由分化好的腺体与间质构成,增生的腺体大小不等,分布不均(图 3.94)。

【高倍观察】肿瘤实质细胞单层排列,细胞核位于基底部,细胞大小形态一致,无极性紊乱,与正常黏膜腺体上皮细胞相似。间质血管扩张充血,有炎细胞浸润(图 3.95)。

【观察要点】瘤组织由分化好的腺体样结构与间质构成,与正常黏膜腺体上皮细胞相似。

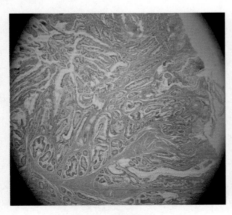

图 3.94　肠腺瘤(40×)

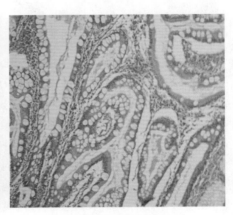

图 3.95　肠腺瘤(400×)

4. 直肠腺癌(rectum adenocarcinoma)

【低倍观察】镜下见部分肠黏膜及腺体正常,部分已变为腺癌,癌细胞形成腺样结构,但腺腔大小不一,细胞层次增多,排列不规则。癌组织已浸润到肌层(图3.96)。

【高倍观察】癌细胞异型性明显,细胞大小不一,核大小不一,染色较深,染色质粗块状,分布不均,可见核分裂象,间质充血、水肿及炎细胞浸润(图3.97)。

【观察要点】由增生的腺样结构构成癌巢,癌巢大小不一,形态不规则,癌细胞异型性明显。

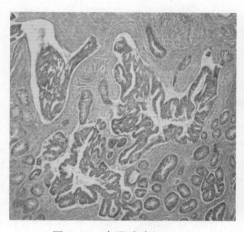 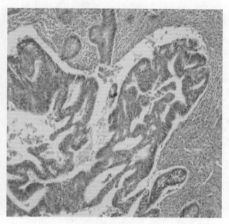

图 3.96 直肠腺癌(100×)   图 3.97 直肠腺癌(400×)

5. 平滑肌瘤(leiomyoma of the uterus)

【低倍观察】瘤组织由分化成熟的平滑肌细胞构成,瘤细胞聚集呈束,编织状排列(图3.98)。

【高倍观察】瘤细胞呈梭形,细胞质红染,细胞核呈棒状、圆形或卵圆形,位于细胞中央,淡染,大小一致,无异型性,未见核分裂象,有少量纤维血管间质,伴有炎细胞浸润(图3.99)。

【观察要点】瘤组织由分化成熟的平滑肌细胞构成,编织状排列,瘤细胞无明显异型性。

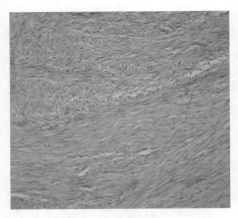

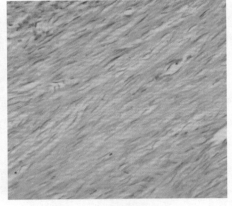

　　图 3.98　平滑肌瘤(100×)　　　　　　　　图 3.99　平滑肌瘤(400×)

6. 纤维肉瘤

【低倍观察】瘤细胞束状排列成"人"字形、羽毛形或鱼骨状结构,间质胶原纤维较少。分化差者,瘤细胞弥散状排列,间质纤维少,血管丰富(图 3.100)。

【高倍观察】分化好者,瘤细胞长梭形,核肥大,染色质较粗,可见核分裂象,细胞大小较一致。分化差者,细胞呈短梭形、圆形或不规则形,甚至出现瘤巨细胞,核分裂象易见,可见不对称、多极性等病理性核分裂象。肿瘤细胞间可见少量红染的胶原纤维;肿瘤细胞间散布一些血管,为肿瘤间质(图 3.101)。

【观察要点】肿瘤由长梭形细胞组成,呈束状交叉排列;瘤细胞明显异型,核分裂象易见。与纤维瘤比较,相同点是都由纵横交错的纤维束构成,都来源于纤维组织。不同点是细胞密度大,瘤细胞多,胶原纤维少,表示分化不成熟;瘤细胞有明显异型性,有病理性核分裂象。

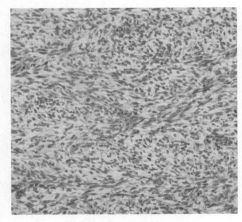

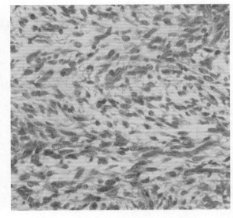

　　图 3.100　纤维肉瘤(100×)　　　　　　　图 3.101　纤维肉瘤(400×)

7. 宫颈原位癌(carcinoma in situ of cervix)

【低倍观察】子宫颈上皮全层不典型增生与癌变;基膜完整,间质无浸润(图3.102)。

【高倍观察】增生上皮异型性明显,深染、核浆比列失常,核大小不等,核分裂象增多,可见病理性核分裂象;细胞排列紊乱,极性消失(图3.103)。

【观察要点】子宫颈上皮全层癌变,基底膜完整。

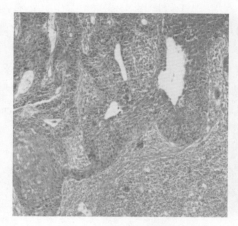 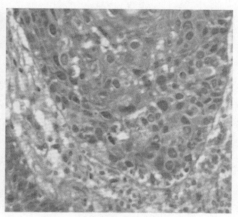

图3.102 子宫颈原位癌(100×)　　　图3.103 子宫颈原位癌(400×)

三、思考题

(1)炎性增生与肿瘤性增生有何区别?

(2)良性肿瘤和恶性肿瘤的主要生长方式有哪些异同点?

(3)癌和肉瘤的主要转移途径有什么不同?

(4)试述癌与肉瘤的区别。

四、临床病例讨论

【案例】患者女性,48岁。上腹隐痛、消瘦7个月。过去病史:10年前患过胃溃疡。查体:贫血貌,于左锁骨上可触及蚕豆大淋巴结一个,腹微隆,有移动性液体,心律齐,肝脾不大,肾(—)。实验室检查:RBC:3×10^{12}/L,WBC:8.6×10^{9}/L,中性粒细胞60%,淋巴细胞37%,尿(—)。消化道钡透检查:见胃部有一5 cm×8 cm大小的不规则的充盈缺损区。肺部X线检查:见有数个黄豆大小的阴影,腹腔穿刺涂片,可见核异型细胞。入院后,经治疗仍不见好转,消瘦,不能进食。一天突然面色苍白,呕血,四肢厥冷,脉搏未能扪及,无法测得血压,经抢救无效死亡。尸检:死者严重消瘦,呈恶病质外貌,皮肤、口唇、结膜苍白,腹微隆起,锁骨上淋巴结扪及数个黄豆至蚕豆大的淋巴结,腹腔内大网膜、肠系膜及肠管表面可见弥漫散在的无数个绿豆到黄豆大小的灰白色结节,腹腔内约有 500 mL 血性液体,双侧卵巢肿大,表面可见灰白色胶样结节,肝脏表面也可见数个灰白色结节,胃表面粗糙不平,呈石头样外观,沿胃大弯剪开,胃内可见一拳头大小的血凝块,去除血凝块后可见胃小弯胃窦部有一 10 cm×6 cm 大小的突出于胃腔的菜花样肿物,中心有溃疡 4 cm×5 cm 大小,周边明显高起呈火山口状,胃壁全层浸润,双肺可见十多个黄豆大小的灰白色结节,心肾未见明显病变。尸检镜下检查:胃壁各层为异型细胞所占据,该异型细胞呈不规则的腺样排列,可见大量黏液及印戒细胞,核大,染色深。淋巴结内与大网膜、肠系膜、肠管表面的结节以及肝、肺内的结节也可见上述异型肿瘤细胞,并有黏液形成,双侧卵巢内可见大量黏液样的物质及印戒细胞,心、脑、肾未见明显病变。

【讨论要点】

(1) 患者的原发病变是什么？其死亡原因是什么？

(2) 该患者的原发病变是如何发生发展的？

实验五　心血管系统疾病

心血管系统由心脏和血管组成。心脏是血液循环的动力器官,它依靠节律性搏动,推动血液不断地在血管中流动,通过动脉将血液运输到全身各个器官和组织,经过毛细血管时,血液与组织或细胞间完成物质交换和气体交换,最后各器官的血液汇入静脉回流到心脏。心血管系统疾病是当今严重威胁人类健康的常见的重要疾病。

一、实验目的

(1) 掌握风湿病、动脉粥样硬化和高血压病的病变特点。

(2) 熟悉慢性心瓣膜病的病理变化及其血流动力学的影响。

(3) 了解动脉粥样硬化症,结合大体标本考虑其病变的危害性。

二、实验内容

实验内容如表 3.5 所示。

表 3.5 实验内容

编号	大体标本	编号	组织切片
1	主动脉粥样硬化	1	主动脉粥样硬化
2	高血压病(心)	2	冠状动脉粥样硬化
3	急性风湿性全心炎	3	风湿性心肌炎
4	风湿性心瓣膜病	4	高血压病(肾脏)
5	风湿性心脏病——主动脉瓣关闭不全		
6	心脏向心性肥大与离心性肥大		

(一)大体标本肉眼观察

1. 主动脉粥样硬化(atherosclerosis of aorta)

由图 3.104 可见,病变多发于主动脉后壁和其分支开口处,以腹主动脉病变最严重,其次为降主动脉、主动脉弓,再次是升主动脉。血管内膜面粗糙,见散在不规则灰黄或灰白斑块隆起,大小不一,尤以血管分叉处显著,有的斑块表面形成溃疡,部分伴钙化。

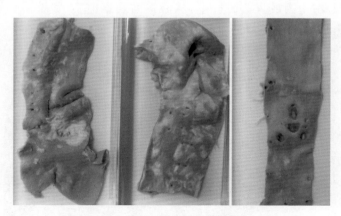

图 3.104 主动脉粥样硬化

2．高血压病(心)(heart of hypertension)

由图3.105可见,成人心脏,左心腔已破开,可见左心室肥大,心室壁明显增厚。

3．急性风湿性全心炎(acute rheumatic pancarditis)

由图3.106可见,标本为成人心脏,显露左心,二尖瓣瓣膜略增厚,原闭锁缘上尚见单行排列、灰白色、半透明、粟粒大小的赘生物(因搬动现已基本不见)。瓣膜菲薄、光滑,腱索、乳头肌均无特殊,心内膜、心外膜粗糙,有絮状纤维素性渗出物覆盖。(心肌切片检查:心肌间质内具有典型的Aschoff小体形成。)

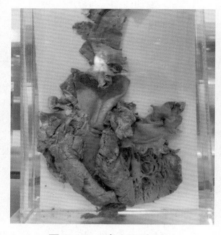 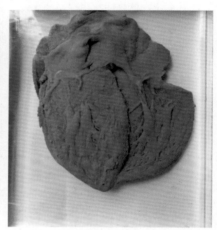

图3.105　高血压病(心)　　　　　图3.106　急性风湿性全心炎

4．风湿性心瓣膜病 (rheumatic valvular heart disease)

由图3.107可见,左边为塑化剂处理的成人心脏标本。可见瓣膜增厚腱索,缩短,相互粘连。右边为成人心脏标本,从心室面观察,左心室壁明显增厚,腱索增粗,缩短,乳头肌肥大。

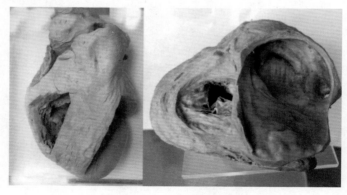

图3.107　风湿性心瓣膜病

5. **风湿性心脏病——主动脉瓣关闭不全**(rheumatic valvular heart disease-aortic insufficiency)

由图 3.108 可见,主动脉瓣增厚变硬,卷曲,使瓣膜关闭时不能彻底关闭,导致左心室壁增厚,心腔扩张,心脏外形似靴形(称"靴形心")。

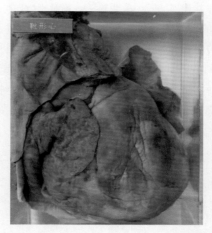

图 3.108　风湿性心脏病——主动脉瓣关闭不全

6. **心脏向心性肥大与离心性肥大**(centripetal hypertrophy and eccentric hypertrophy of heart)

由图 3.109 可见:

(1)右图为向心性肥大:成人心脏,心脏明显肥大,重量增加,以左室肥大为主,心腔无明显扩大。

(2)左图为离心性肥大:左心室壁增厚,同时伴心腔扩大。

两只心脏的主动脉内膜与主动脉瓣上均可见不同时期的斑块。

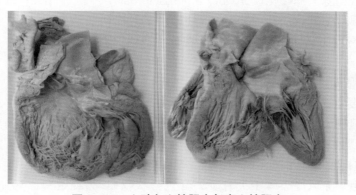

图 3.109　心脏向心性肥大与离心性肥大

（二）组织切片观察

1. 主动脉粥样硬化（atherosclerosis of aorta）

【低倍观察】主动脉内膜见一局限性隆起，该处主动脉内膜部分增厚，增厚内膜的表层纤维组织增生，并发生玻璃样变性（呈均质伊红色），也称纤维帽。内膜深层见一片淡伊红无结构的坏死物质，称粥糜样物，其中有许多菱形、针形的空隙，为胆固醇结晶（在制片时脂质被溶后留下的空隙），尚可见少许钙盐沉着（图3.110）。

【高倍观察】病灶中可见许多胞浆内含空泡的泡沫细胞及胆固醇结晶，中膜肌层不同程度萎缩，粥样物边缘内膜与中膜交界处见慢性炎细胞浸润（图3.111）。

【观察要点】① 内膜表面纤维组织增生，玻璃样变性；② 内膜深层内为大量坏死物，并见胆固醇结晶；③ 外周可见少许泡沫细胞。

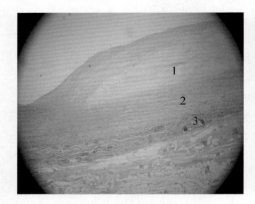

图3.110　主动脉粥样硬化（40×）
1. 内膜；2. 中膜；3. 外膜

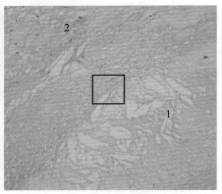

图3.111　主动脉粥样硬化（400×）
1. 胆固醇结晶；2. 泡沫细胞

2. 冠状动脉粥样硬化（coronary atherosclerosis）

【低倍观察】冠状动脉内膜部分增厚，呈半月形向管腔突出，表层纤维结缔组织增生，部分呈玻璃样变性，其下见淡红色无结构的粥糜样物，中膜萎缩（图3.112）。

【高倍观察】参见主动脉粥样硬化。

【观察要点】内膜增厚、纤维化；内膜深处可见粥糜样物。

3. 风湿性心肌炎（rheumatic myocarditis）

【低倍观察】心肌间质充血、水肿，心肌纤维排列疏松，在心肌间质血管周围可见成簇细胞构成的梭形或椭圆形病灶，即风湿小体（图3.113）。

【高倍观察】风湿小体中央有少许红色絮状物质，为纤维素样坏死，其间见许多风湿细胞，体积较大，呈梭形或多边形，胞浆丰富，嗜碱性，细胞核大，呈卵圆形、

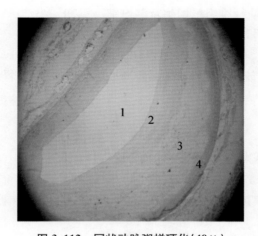

图 3.112　冠状动脉粥样硬化(40×)

1. 管腔狭窄;2. 内膜增厚纤维化;3. 粥样斑块;4. 中膜萎缩

空泡状,染色质集中于核的中央,并有细丝放射至核膜,似枭眼;纵切面观察,该细胞核染色质呈毛虫样,有的风湿细胞(Aschoff giant cell)有双核或多核,风湿小体最外层有少量淋巴细胞及浆细胞浸润(图 3.114)。

【观察要点】心肌间质内形成具有特征性的 Aschoff 小体。

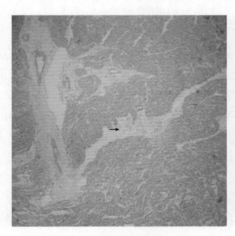

图 3.113　风湿性心肌炎(100×)

箭头示风湿小体

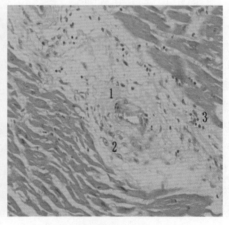

图 3.114　风湿性心肌炎(400×)

1. 纤维素坏死;2. 风湿细胞;3. 淋巴细胞

4. 高血压病(肾脏)(kidney of hypertension)

【低倍观察】肾小球小动脉与细动脉玻璃样变性,呈红色均质状,管壁增厚,管腔狭窄,其旁肾小球萎缩、纤维化、玻璃样变性,附近肾小管发生萎缩或消失,部分肾小球体积增大,肾小管扩张。

【高倍观察】间质纤维组织增生及淋巴细胞浸润。小动脉(弓形动脉及小叶间动脉)内膜纤维组织增生,呈洋葱皮样,管壁增厚,管腔狭窄。

【观察要点】① 肾小动脉内膜增厚;② 部分肾小球入球小动脉玻璃样变性,肾小球萎缩、纤维化或玻璃样变性;③ 部分肾小球代偿性肥大,肾小管扩张。

三、思考题

(1) 风湿病的基本病变过程及其病变特点是什么?

(2) 简述二狭、二闭、主狭、主闭的心脏早期改变及心脏听诊和 X 线检查特点。

(3) 动脉粥样硬化的基本病变可分为哪几期?动脉粥样斑块形成后的继发改变有哪些?

(4) 简述心肌梗死的好发部位。

(5) 简述高血压病内脏病变期的心脏、肾脏、脑的病理变化特点及后果。

四、临床病例讨论

【案例】患者女性,28 岁。心悸、气促、不能平卧已 1 年,近 1 周加剧。病史摘要:5 年前出现两膝关节肿痛,继之肩、髋、踝关节也相继肿痛,呈游走性,反复发作,伴发热。1 周后出现心悸,稍活动就觉气促,经治疗后情况有所好转。1 年前,曾有多次心悸、气促,紫绀发作,晚间常端坐呼吸,不能平卧。近 1 周心悸、气促加剧,伴少尿、腹胀,急诊入院。体检:半卧位,两颊暗红,唇略发绀,脉搏 94 次/分、呼吸 26 次/分,血压 102/62 mmHg、体温正常,两下肢水肿。心:心尖冲动在左锁骨中线第五肋间外 2 cm,心界明显扩大,心尖部可闻及三级收缩期吹风样杂音和二级舒张期雷鸣样杂音。肺:呼吸音粗,左侧肺底部可闻及少许湿性啰音。肝:下界在肋下 4 cm,质地中等,有轻度压痛。临床诊断:风湿性心脏病,二尖瓣狭窄及关闭不全。三度心衰。入院后,经强心、利尿等治疗但症状不见好转,入院后第二天早晨五点死亡。尸检:心脏二尖瓣狭窄及关闭不全,二尖瓣瓣膜增厚,瓣膜边缘少量赘生物形成,左右心室扩张。镜下检查:心肌间质可见棱形瘢痕;两肺慢性淤血伴左肺下叶出血性梗死(1 个梗死灶大小约 1 cm);右肾贫血性梗死;右下肢股静脉血栓形成;肝、脾、肾、脑淤血。

【讨论要点】

(1) 患者的死亡原因是什么?

(2) 如何将患者各脏器的变化联系起来考虑病情?

(3) 如何从尸检报告解释死者生前的临床表现?

实验六　呼吸系统疾病

呼吸系统与外界直接相通。环境中的有害气体、粉尘、病原微生物、某些致敏原和血液中的致病因子易侵入肺内,但正常呼吸系统有其特有的防御功能,能净化自身,可防止有害因子入侵造成损伤。只有当吸入的粉尘微粒或病原微生物的数量及释放的毒力超过其免疫防御清除能力,或肺处于高敏反应状态时,才会导致呼吸系统疾病的发生。呼吸系统疾病中以感染性疾病居多。随着抗生素的广泛应用,感染性疾病得以有效控制。但由于大气污染、吸烟和其他因素,导致慢性阻塞性肺疾病、职业性肺疾病、肺结核、肺癌、慢性肺源性心脏病等的发病率和死亡率日趋增高,应引起足够重视。

一、实验目的

(1) 掌握支气管肺炎、慢性阻塞性肺气肿和结核病的病变特点。
(2) 熟悉支气管肺炎、慢性阻塞性肺气肿和结核病病变特点相应的临床表现及其并发症。
(3) 了解大叶性肺炎的分期及各期的镜下特点。

二、实验内容

实验内容如表 3.6 所示。

表 3.6　实验内容

编号	大体标本	编号	组织切片
1	慢性阻塞性肺气肿伴支气管扩张症	1	大叶性肺炎(灰色肝样变期)
2	大叶性肺炎(灰色肝样变期)	2	小叶性肺炎
3	小叶性肺炎	3	间质性肺炎
4	肺原发综合征	4	肺气肿
5	局灶型肺结核	5	粟粒性肺结核

编号	大体标本	编号	组织切片
6	浸润型肺结核	6	肺腺癌
7	慢性纤维空洞型肺结核		
8	肺结核球		
9	粟粒性肺结核		
10	周围型肺癌		

（一）大体标本肉眼观察

1. 慢性阻塞性肺气肿(chronic obstructive emphysema,COPD) 伴支气管扩张症(bronchiectasis)

由图 3.115 可见,肺叶弥漫性膨大,边缘变钝,质地松软,切面呈蜂窝状,肺膜下可见大小不等的囊腔(肺大泡)。肺上端可见支气管管腔扩张,呈圆柱状或囊状,扩张的支气管管壁显著增厚,呈灰白色。

2. 大叶性肺炎(灰色肝样变期)(lobar pneumonia,gray hepatization stage)

由图 3.116 可见,左侧肺标本,切面肺上叶质地变实,为均匀一致的灰色,其中黑色点状物为炭末沉着,下叶为正常肺,呈暗红色,肺泡腔如海绵状,上叶相应的胸膜增厚并有陈旧性粘连(纤维素渗出所致)。

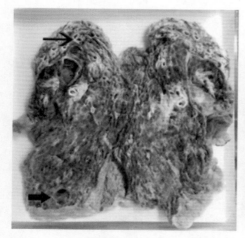

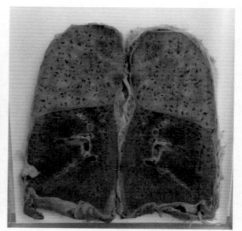

图3.115　慢性阻塞性肺气肿伴支气管扩张症
　　1. 扩张的支气管(细箭头所示);
　　2. 肺大泡(粗箭头所示)

图 3.116　大叶性肺炎(灰色肝样变期)

3. 小叶性肺炎(lobular pueumonia)

由图 3.117 可见,幼儿心肺标本,两肺已切开。切面两肺各叶均可见散在分布的灰白色实性病变区,呈小灶性。右肺下叶融合成较大的实变病灶称融合性支气管肺炎。病灶之间的肺泡腔存在。

4. 肺原发综合征(primary complex of lung)

原发病灶以右肺多见。常位于通气较好的上叶下部或下叶上部靠近肺膜处。由图 3.118 可见,病变肺叶可见圆形、灰黄色干酪样坏死灶,直径约 1 cm,亦有达 3 cm 以上的,可见空洞形成。肺门淋巴结肿大,切面灰黄色。原发病灶、淋巴管炎、肺门淋巴结结核合称为肺原发综合征,是原发性肺结核典型的病理变化。

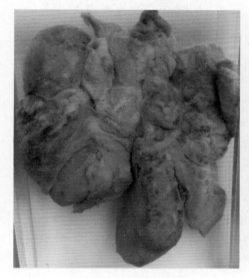

图 3.117　小叶性肺炎

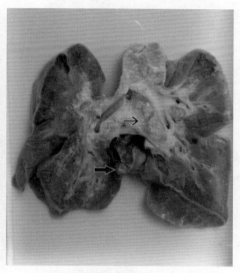

图 3.118　肺原发综合征
1. 原发病灶(粗箭头所示);
2. 肺门淋巴结结核(细箭头所示)

5. 局灶型肺结核(apical pulmonary tuberculosis)

局灶型肺结核病灶多位于肺尖部,右肺多见。由图 3.119 可见,标本可见肺组织切面有多个灰黄色圆形结节病灶,直径 1 cm 左右,边界清楚,部分可见有钙化,病灶周围有明显的纤维包膜。

6. 浸润型肺结核(infiltrating pulmonary tuberculosis)

浸润型肺结核是临床上最常见的一种类型,多由局灶型肺结核发展而来,属活动性肺结核。由图 3.120 可见,肺切面可见灰黄色病灶,中央为干酪样坏死,周围浸润性病变,边界不清楚。如坏死灶扩大,坏死物液化经支气管排出可形成急性空洞。

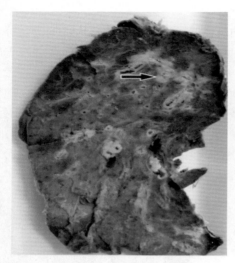

图 3.119　局灶型肺结核

箭头示结核病灶

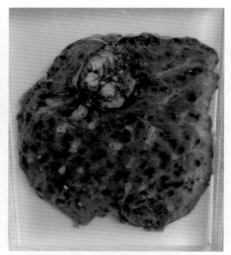

图 3.120　浸润型肺结核

7. 慢性纤维空洞型肺结核(chronic cavitary tuberculosis of the lung)

由图 3.121 可见,病变肺可见数个厚壁空洞形成。大小不一,不规则,洞壁厚,洞内见干酪样坏死物及残存的梁柱状组织。空洞附近肺组织破坏,纤维化。胸膜纤维化、增厚。

8. 肺结核球 (tuberculoma of lung)

由图 3.122 可见,切除之肺组织可见孤立的、境界分明的球形干酪样坏死灶,直径为 2~5cm,切面略呈同心圆分层状,周围有纤维包裹,中央为干酪样坏死物。

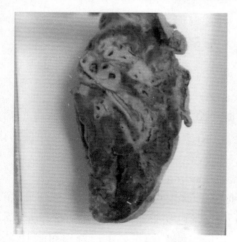

图 3.121　慢性纤维空洞型肺结核

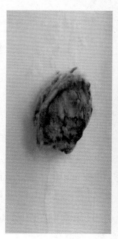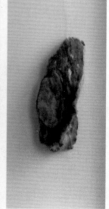

图 3.122　肺结核球

9. **粟粒性肺结核**(miliary pulmonary tuberculosis)

由图 3.123 可见,肺表面及切面可见无数分布较均匀,大小较一致,境界清楚,灰白带黄,圆形的粟粒大小的结节状病灶。

10. **周围型肺癌**(peripheral lung carcinoma)

由图 3.124 可见,部分肺组织,肺叶周边部见一肿块,灰白色,质较硬,无包膜,边界不清,中央可见坏死。

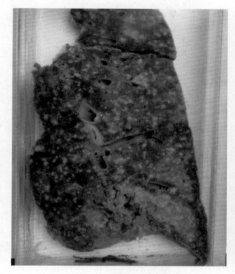 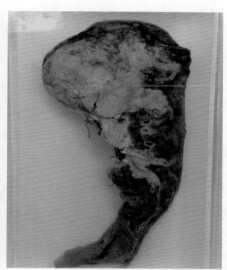

图 3.123　粟粒性肺结核　　　　　　　　图 3.124　周围型肺癌

(二) 切片镜下观察

1. **大叶性肺炎(灰色肝样变期)**(lobar pneumonia, gray hepatization stage)

【低倍观察】可见肺组织结构尚存,肺泡壁明显变窄,肺泡腔充塞大量中性粒细胞及纤维素。肺泡间隔毛细血管网受挤压,充血不明显。部分肺泡间孔(Cohn孔)扩大,相邻两肺泡的纤维素通过此孔相连。未见正常肺泡腔(图 3.125)。

【高倍观察】肺泡腔扩张,其内充满大量网状粉红色纤维素、中性粒细胞和少量巨噬细胞,肺泡间孔明显扩张,部分区域可见纤维素穿过肺泡间孔与邻近肺泡腔内的纤维素网相连(图 3.126)。

【观察要点】肺组织大面积的实变,肺泡腔内见大量纤维素和中性粒细胞渗出。

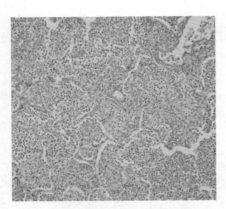 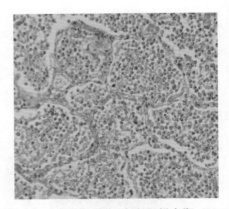

图 3.125　大叶性肺炎(灰色肝样变期,100×)　图 3.126　大叶性肺炎(灰色肝样变期,400×)

2. 小叶性肺炎(lobular pneumonia)

【低倍观察】肺组织内血管扩张充血,可见弥漫散在的灶性病变,其间肺泡腔扩张(图 3.127)。

【高倍观察】病灶中心可见细支气管,支气管黏膜上皮细胞部分坏死、脱落,腔内可见炎性渗出物以及脱落的上皮,周围肺泡腔内可见大量中性粒细胞、少量巨噬细胞、浆液以及纤维素等。病灶之间肺泡腔扩张,肺泡壁毛细血管明显扩张充血(图 3.128)。

【观察要点】① 肺内弥漫散在分布的化脓性病灶;② 病变细支气管及所属肺泡腔内大量中性粒细胞渗出;③ 病灶之间可见正常肺泡和代偿扩张的肺泡。

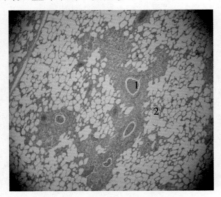 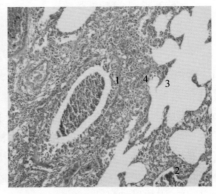

图 3.127　小叶性肺炎(40×)　　　　图 3.128　小叶性肺炎(400×)

1. 细支气管;2. 病灶间代偿性肺气肿　　1. 细支气管腔及管壁有中性粒细胞渗出;

2. 肺泡腔内有中性粒细胞渗出;3. 病灶间
代偿性肺气肿;4. 毛细血管扩张充血

3. 间质性肺炎(interstitial pneumonia)

【低倍观察】肺泡间隔毛细血管扩张、充血,增宽,有炎细胞浸润。肺泡腔保持含气状态,无炎性渗出物(图 3.129)。

【高倍观察】肺泡壁和肺小叶间质血管扩张充血,有较多淋巴细胞、单核细胞等炎细胞浸润,部分泡腔内可见浆液和少量淋巴细胞渗出、红细胞漏出。

【观察要点】肺泡腔病变一般不明显,主要见肺泡壁明显扩张淤血、增厚。

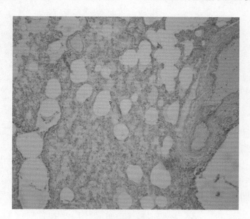

图 3.129 间质性肺炎(100×)

4. 肺气肿(pulmonary emphysema)

【低倍观察】部分肺泡管和肺泡囊以及肺泡腔明显呈囊状,细支气管壁增厚。

【高倍观察】肺泡间隔变薄,断裂,肺泡相互融合形成囊状结构,肺泡壁毛细血管数量变少,细支气管壁可见大量慢性炎细胞浸润。

【观察要点】肺泡间隔变薄,断裂,肺泡相互融合形成囊状结构。

5. 粟粒性肺结核(miliary pulmonary tuberculosis)

【低倍观察】肺组织中见散在的结核结节(tubercle),有时可见数个结核结节融合在一起形成较大结节,结节周围肺组织充血,部分肺泡腔内有炎性渗出物(图 3.130)。

【高倍观察】可见典型的结核性肉芽肿病变。结核结节是由中央干酪样坏死(caseous necrosis),周围呈放射状排列的上皮样细胞(epithelioid cell)、朗汉斯(Langhans)巨细胞,外周聚集的少量淋巴细胞和成纤维细胞组成。上皮样细胞呈短梭形,细胞质较丰富,边界不清,细胞间常以细胞质突起相互联络,细胞核呈圆形或椭圆形,染色质稀疏,呈空泡状,核内有 1~2 核仁;郎汉斯巨细胞体积大,细胞质丰富,形状不规则,核多排列于细胞的周围呈花环状、马蹄状或密集于细胞质一侧。淋巴细胞和成纤维细胞位于结节的最外周。有的结节中央发生干酪样坏死,坏死较彻底,呈红染的细颗粒状,原有组织结构轮廓荡然无存(图 3.131)。

【观察要点】肺组织内形成结核结节。

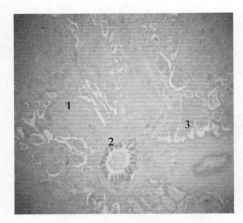

图 3.130　粟粒性肺结核(100×)

1. 结核结节；2. 细支气管；3. 肺泡

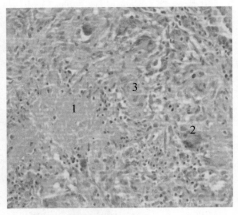

图 3.131　粟粒性肺结核(400×)

1. 干酪样坏死；2. 上皮样细胞；3. 朗汉斯巨细胞

7. 肺腺癌(adenocarcinoma of lung)

【低倍观察】① 肺组织内见多个圆形结节。② 癌细胞呈巢状分布,有腺泡形成倾向。③ 间质血管丰富。分化好者,癌细胞排成腺管状,大小不等,形态不一,排列不规则,癌细胞多层排列；分化差者,癌细胞不形成腺管状而呈实体状癌巢,与间质分界清楚。癌细胞突破黏膜层向深层浸润。

【高倍观察】癌细胞表现不同程度的异型性,细胞大小不一,形态各异,排列紊乱,核大深染,核分裂象多见(图 3.132)。

【观察要点】癌细胞与间质分界清楚,呈腺管状或实体状癌巢,癌细胞突破黏膜层向深层浸润。

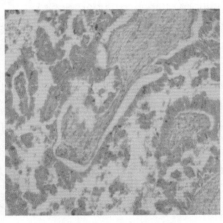

图 3.132　肺腺癌(400×)

三、思考题

(1)简述慢性支气管炎的病理变化及临床病理联系。
(2)简述慢性阻塞性肺气肿的病理变化及临床病理联系。
(3)列表比较大、小叶性肺炎的区别。
(4)比较原发性肺结核与继发性肺结核病变有何不同。

四、临床病例讨论

【案例】患者男,45 岁,装卸工。9 月 18 日入院。寒战、高热、咳嗽、咳少量铁锈色痰 3 天。5 天前开始畏寒、发热、流涕。有时伴右侧胸痛,咳时加重。实验室检查:RBC 5.16×10¹²/L,WBC 14.4×10⁹/L,CO₂CP 18 mmol/L(正常值 23～31 mmol/L),Cr(肌酐)283 μmol/L(正常值 119～238 μmol/L),BUN(尿素氮)16.3 mmol/L(正常值 3.2～7.0 mmol/L)。体检:休克状态。体温 38.2 ℃、心率 134 次/分、呼吸 28 次/分。血压测不到,经抢救后血压恢复到 16.0/10.7 kPa。右胸中部叩诊浊音,语颤增强。可闻及支气管呼吸音、湿性啰音及胸膜摩擦音。肝肋缘下 2.5 cm,剑突下 3 cm,质中等。X 线:右肺中叶及上叶致密阴影。入院后即给予抗休克、抗感染及利尿等治疗,休克曾一度缓解。终因血压再度下降,呼吸心跳停止,抢救无效死亡。尸检:右肺表面有大量纤维素、脓性渗出物覆盖。各叶间广泛粘连。上叶及中叶质实如肝,以中叶较典型。切面灰白色,干燥,呈颗粒状。下叶质地较软,切面淡红色。心肌间质充血、水肿,少量淋巴细胞及巨噬细胞浸润。毗邻右肺的心外膜有中性粒细胞浸润,表面粗糙,有少量纤维素渗出。主动脉第一、二肋间动脉开口外有淡黄色斑块,直径 0.5 cm,略隆起。肝脏体积增大,被膜紧张。肾脏皮质、髓质结构清晰。

【讨论要点】
(1)根据临床及尸检资料作出诊断并提出诊断依据。
(2)分析疾病发生、发展过程,并用病理变化解释临床症状。

实验七 消化系统疾病

消化系统由消化管和消化腺构成。它具有摄取食物、进行消化、吸收营养的功能,是维持人体正常生命活动的重要器官。当各种因素引起消化系统功能障碍时,常导致机体缺乏营养,影响物质代谢及生命活动的正常进行。消化系统的功能活动在神经内分泌的调节下进行,如果各种致病因子破坏了神经内分泌系统对消化过程的调节,就会导致消化功能紊乱,进一步引起消化器官的疾病。此外,消化系统直接与外界相通,可成为多种病原微生物和毒物侵入人体的门户,所以消化系统是人类疾病罹患率较高的一个系统。胃炎、溃疡病、病毒性肝炎及肝硬化是临床常见疾病;食管癌、胃癌、肝癌及大肠癌是常见的恶性肿瘤。

一、实验目的

(1) 掌握病毒性肝炎的基本病变、病理类型与临床病理联系,门脉性肝硬变的发生、发展、病变特点及其后果。

(2) 熟悉慢性胃溃疡的病理变化、后果和并发症。

(3) 了解慢性萎缩性胃炎的镜下特点。

二、实验内容

实验内容如表 3.7 所示。

表 3.7　实验内容

编号	大体标本	编号	组织切片
1	慢性胃溃疡	1	慢性萎缩性胃炎
2	胃溃疡穿孔	2	慢性胃溃疡
3	急性重型肝炎	3	急性普通型肝炎
4	亚急性重型肝炎	4	慢性活动性肝炎
5	门脉性肝硬变	5	急性重型肝炎
6	坏死后性肝硬变	6	亚急性重型肝炎

编号	大体标本	编号	组织切片
7	食管癌（蕈伞型）	7	门脉性肝硬化
8	食管癌（髓质型）	8	坏死后性肝硬化
9	食管癌（溃疡型）	9	原发性肝癌
10	胃癌（浸润型）		
11	肝癌（巨块型）伴肝硬化		
12	直肠癌（溃疡型）		
13	结肠癌（隆起型）		

（一）大体标本肉眼观察

1. 慢性胃溃疡（chronic gastric ulcer）

图 3.133 所示为手术切除的部分胃标本，在胃黏膜面有一卵圆形溃疡病灶，直径小于 2 cm，溃疡边缘光滑、整齐，底部平坦，周边黏膜萎缩变薄，可见黏膜集中现象（即黏膜皱襞自溃疡向四周呈放射状排列）。

2. 胃溃疡穿孔（chronic ulcer perforation）

图 3.134 所示为手术切除部分胃标本，大弯已剪开，在小弯侧有一个 2.5 cm×2.5 cm 大小的溃疡，已穿孔。由于患者胃穿孔后与胰腺粘连，手术剥离，故标本穿孔范围比原病灶大，溃疡边缘平坦，可见胃黏膜集中现象。

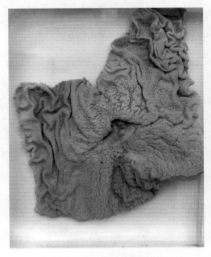

图 3.133　慢性胃溃疡

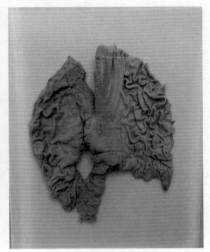

图 3.134　胃溃疡穿孔

3. 急性重型肝炎(acute severe hepatitis)

由图 3.135 可见,标本为一片肝脏。体积显著缩小,边缘变锐,被膜皱缩,质地柔软,如面团样。切面呈土黄色,边缘灰黑色(出血),部分区域灰黄色中杂有土黄色小点(坏死区)。大片肝细胞坏死,使肝小叶正常结构消失,与脾脏切面很相似。由于肝细胞坏死后,毛细胆管内胆汁流出,使肝组织染成黄色,故又称急性黄色肝萎缩(acute yellow atrophy of liver)。

4. 亚急性重型肝炎(subacute severe hepatitis)

由图 3.136 可见,标本为一片肝脏,体积缩小较急性重型肝炎轻,包膜皱缩,表面高低不平,呈黄绿色(胆汁淤积),肝质地略硬,切面部分区域可见较小的黄褐色结节,散在分布。直径 0.1～0.5 cm,结节周围可见纤维结缔组织增生。亚急性重症肝炎又称亚急性黄色肝萎缩(subacute yellow atrophy of liver)。

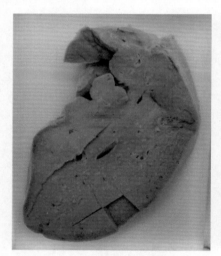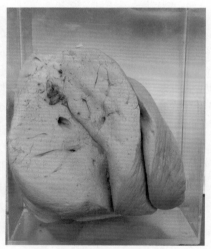

图 3.135　急性重型肝炎　　　　图 3.136　亚急性重型肝类

5. 门脉性肝硬化(portal cirrhosis)

由 3.137 可见,标本为一片肝脏。体积缩小,质硬,表面及切面均呈结节状。结节大小较一致,直径 0.15～0.5 cm,呈灰白或灰黄色,分布弥漫、均匀,周围由纤维组织条索或间隔包绕。

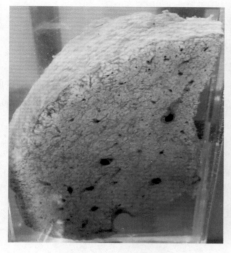
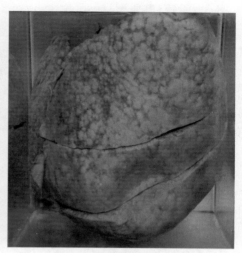

图 3.137 门脉性肝硬化   图 3.138 坏死后性肝硬化

6. 坏死后性肝硬化(postnecrotic cirrhosis)

由图 3.138 可见,标本为一片肝脏。体积缩小,质硬。表面及切面均呈灰白结节状,结节大小不一,直径 0.1~6 cm,结节周围有纤维组织包绕(黑色),纤维间隔较宽,且宽窄不均。

7. 食管癌(蕈伞型)(esophageal carcinoma,fungating form)

由图 3.139 可见,标本为切除的食管一段。黏膜面可见扁圆形结节状肿块,如蘑菇状突入食道腔内。切面呈灰白色,已侵及肌层或外膜层。

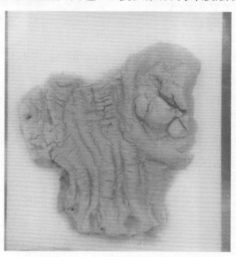

图 3.139 食管癌(蕈伞型)

8. **食管癌(髓质型)**(esophageal carcinoma,medullary form)

由图 3.140 可见,标本为切除的食管一段,肿瘤组织在食道壁内浸润生长累及食道全周,使食道壁均匀增厚,管腔变窄,切面癌组织为灰白色,质软如脑髓。

9. **食管癌(溃疡型)**(esophageal carcinoma,ulcerating form)

由图 3.141 可见,标本为切除的食管一段。黏膜局限性缺损,见一溃疡型肿物,形状不规则,边缘隆起,底部粗糙,凹凸不平。肿瘤组织多浸润食道周围的一部分。

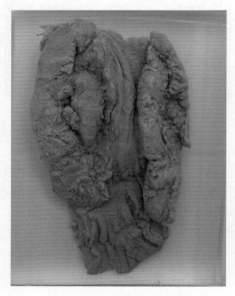 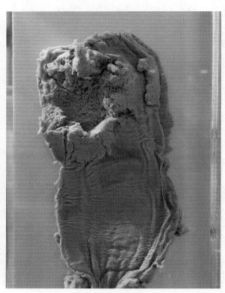

图 3.140　食管癌(髓质型)　　　　　　图 3.141　食管癌(溃疡型)

10. **胃癌(浸润型)**(carcinoma of stomach,diffuse infiltrating type)

标本为部分胃组织。切面见胃壁弥漫增厚,厚度为 1～1.5 cm,灰白色,肌层尚能辨认。癌组织穿越肌层,已侵及浆膜,胃壁僵直,黏膜皱襞消失,形似皮革制成的囊袋,故称"皮革胃"(linitis plastica)。

11. **肝癌(巨块型)伴肝硬化**(hepatocarcinoma with cirrhosis,massive type)

由图 3.142 可见,标本为一片肝脏。有一巨大肿块,几乎占右叶的绝大部分,切面呈灰白色,边缘分界尚清。部分区域有灶性坏死或黏液性变。周围见数个卫星状结节,大者直径 2 cm,其他部分肝组织呈肝硬化表现。

12. **直肠癌(溃疡型)**(carcinoma of rectum,ulcerative type)

由图 3.143 可见,标本黏膜面见一溃疡型肿物,溃疡直径大于 2 cm。边缘不规则隆起,底部凹凸不平。

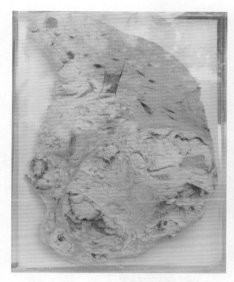

图 3.142　肝癌(巨块型)伴肝硬化

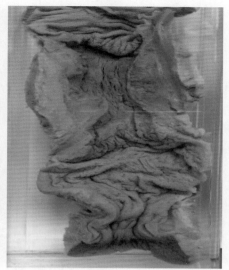

图 3.143　直肠癌(溃疡型)

13. 结肠癌(隆起型)(carcinoma of colon, infiltrating type)

由图 3.144 可见,标本为一段结肠,下端结肠黏膜面见 3.5 cm×3 cm 大小菜花状隆起的新生物,灰白色癌组织已侵及浆膜。

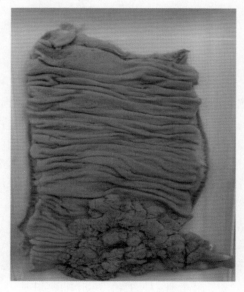

图 3.144　结肠癌(隆起型)

（二）切片镜下观察

1. 慢性萎缩性胃炎（chronic atrophic gastritis）

【低倍观察】病变区黏膜萎缩变薄，腺体变小并可见囊性扩张，数目减少（图3.145）。

【高倍观察】黏膜上皮有明显化生，固有层内有不同程度的淋巴细胞和浆细胞浸润。

【观察要点】腺体萎缩伴肠上皮化生，固有膜内慢性炎细胞浸润。

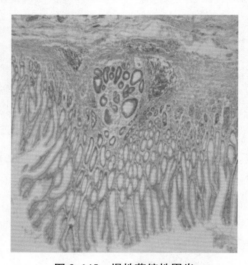

图 3.145　慢性萎缩性胃炎

2. 慢性胃溃疡（chronic gastric ulcer）

【低倍观察】两侧为正常胃黏膜，中间为溃疡部，凹陷缺损病灶达肌层。

【高倍观察】溃疡底部由上到下可分为四层结构：① 炎性渗出层：为炎性渗出物，含中性白细胞及纤维素。② 坏死组织层：为红染、无结构的坏死物。③ 肉芽组织层：幼稚的纤维结缔组织，即由成纤维细胞、新生毛细血管、少许炎细胞组成。④ 瘢痕层：由纤维组织构成，可发生玻璃样变，其内可见小动脉壁内膜增厚，管腔变窄或有血栓形成（图3.146）。

【观察要点】胃黏膜局部组织呈凹陷缺损；缺损底部分渗出层、坏死层、肉芽组织层、瘢痕层四层结构。

3. 急性普通型肝炎（acute viral hepatitis in common type）

【低倍观察】肝细胞广泛水肿，坏死轻微；肝细胞肿胀排列拥挤，肝窦受压变窄；汇管区炎细胞浸润。

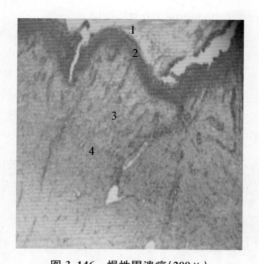

图 3.146 慢性胃溃疡(200×)
1. 炎性渗出层;2. 坏死组织层;3. 肉芽组织层;4. 瘢痕层

【**高倍观察**】肝细胞体积变大,胞质疏松化或气球样变;灶状肝细胞坏死(点状坏死);肝细胞嗜酸性变并可见嗜酸性小体;汇管区浸润的炎细胞主要为淋巴细胞和单核细胞(图 3.147)。

【**观察要点**】肝细胞广泛水肿。细胞质疏松化或气球样变,可见点状坏死及少量炎细胞浸润。

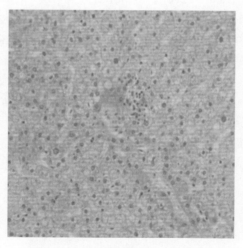

图 3.147 急性普通型肝炎(400×)

4. 慢性活动性肝炎(chronic active hepatitis)

【低倍观察】肝细胞变性坏死较广泛,肝组织内有碎片状或桥接坏死(图3.148)。

【高倍观察】肝小叶界板的肝细胞呈碎片状坏死、界板破坏;汇管区之间、小叶中央静脉与汇管区之间或两个中央静脉之间出现肝细胞坏死带,即桥接坏死。坏死区内有纤维组织增生,坏死灶与汇管区内见较多慢性炎细胞浸润(图3.149)。

【观察要点】出现碎片状坏死或桥接坏死。

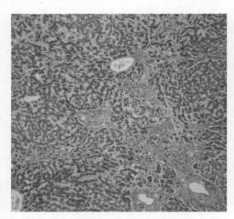 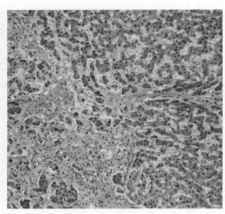

图3.148　慢性活动性肝炎(100×)　　　图3.149　慢性活动性肝炎(400×)

5. 急性重型肝炎(acute severe hepatitis)

【低倍观察】肝组织呈现广泛性大片坏死,累及肝小叶大部,仅小叶边缘残存少量肝细胞,肝小叶内及汇管区有较多炎细胞浸润,其中以淋巴细胞、巨噬细胞浸润为主;肝窦扩张充血、出血,不见再生肝细胞(图3.150)。

【高倍观察】肝索解离,核固缩、核碎裂、核溶解的肝细胞多见,呈现弥漫性的大片坏死;汇管区及肝细胞坏死处有巨噬细胞、淋巴细胞及少量中性粒细胞浸润。部分吞噬细胞内可见细胞碎片及脂褐素(图3.151)。

【观察要点】肝细胞广泛大片状坏死,无肝细胞再生。

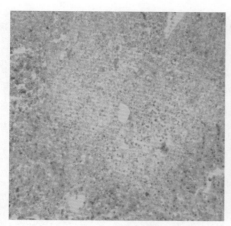
图 3.150　急性重型肝炎(100×)

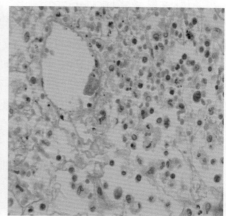
图 3.151　急性重型肝炎(400×)

6. **亚急性重型肝炎**(subacute severe hepatitis)

【低倍观察】既有大片的肝细胞坏死,又有肝细胞的结节状再生。小叶周边有较多纤维组织增生(图 3.152)。

【高倍观察】肝细胞大片坏死,坏死区网状纤维支架塌陷、纤维化,残存的肝细胞再生时失去依托呈不规则的结节状,肝小叶失去原有的结构。小叶内和汇管区均可见明显的炎细胞浸润。小叶周边部小胆管增生。肝窦、肝细胞内及汇管区小胆管内均可见较多瘀胆(图 3.153)。

【观察要点】肝细胞广泛大片状坏死,同时伴有肝细胞结节状再生。

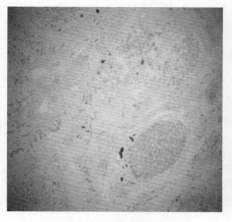
图 3.152　亚急性重型肝炎(100×)

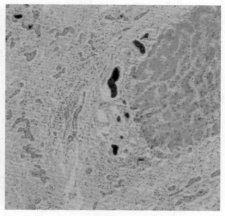
图 3.153　亚急性重型肝炎(400×)

7. 门脉性肝硬化(portal cirrhosis)

【低倍观察】正常肝小叶结构消失,代之许多大小不等的肝细胞团,即假小叶。假小叶周边围绕着纤维组织,纤维间隔较窄且均匀一致(图3.154)。

【高倍观察】① 假小叶的中央静脉缺如或偏位,或有两个及两个以上,有的甚至可见汇管区。② 假小叶内肝细胞索排列紊乱,部分肝细胞变性坏死并可见再生肝细胞。③ 再生的肝细胞体积较大,细胞质较红,核大或为双核,染色偏深。④ 假小叶周围有纤维间隔包绕,纤维间隔较窄且均匀一致,其间可见胆管细胞增生及慢性炎细胞浸润(图3.155)。

【观察要点】可见典型的假小叶;纤维间隔较窄且均匀一致。

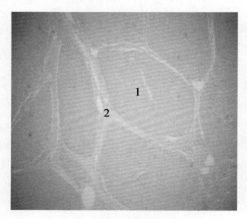 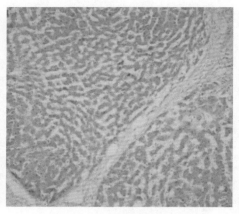

图 3.154　门脉性肝硬化(100×) 　　　　　图 3.155　门脉性肝硬化(400×)
1. 假小叶;2. 纤维间隔

8. 坏死后性肝硬化(portal cirrhosis)

【低倍观察】肝小叶破坏严重,假小叶周围增生的纤维间隔宽窄不一(图3.156)。

【高倍观察】① 假小叶的中央静脉缺如或偏位,或有两个及两个以上,有的甚至可见汇管区。② 假小叶内肝细胞索排列紊乱,肝细胞变性坏死明显,有些伴胆色素沉积以及再生肝细胞。③ 再生肝细胞体积较大,细胞质红染,核大或呈双核。④ 假小叶周围有纤维间隔包绕,纤维间隔较宽且宽窄不一,其间可见胆管细胞增生及慢性炎细胞浸润。

【观察要点】可见典型的假小叶;纤维间隔较宽且宽窄不一。

9. 原发性肝癌(primary carcinoma of liver)

【低倍观察】癌细胞排列呈小梁状,似肝细胞索,呈结节样外观,小梁间为血窦;癌细胞染色深。

【高倍观察】癌细胞呈多边形,细胞质丰富,颗粒状,嗜酸性,核大深染,核浆比增大;分化差者癌细胞异型性明显,可见明显的病理性核分裂象,常有巨核及多核瘤细胞,少数癌细胞胞质内可见胆色素(图 3.157)。

【观察要点】癌细胞异型性显著。呈团状、索状排列,可见坏死及病理性核分裂象。

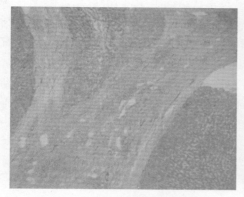 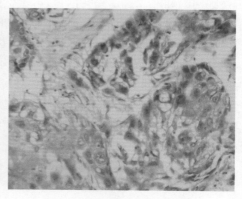

图 3.156 坏死后性肝硬化(100×)　　　图 3.157 原发性肝癌(400×)

三、思考题

(1) 慢性胃溃疡癌变与溃疡型胃癌在病理大体形态上有何区别?

(2) 慢性浅表性胃炎与萎缩性胃炎的病变特点是什么?

(3) 简述病毒性肝炎的临床病理类型及病变特点。

(4) 从形态上分析,为什么慢性活动性病毒性肝炎易发展为肝硬化?

四、临床病例讨论

【案例】患者男性,51 岁。主述:呕吐黑红色物,排黑便 1 天,昏迷半天。原有右上腹不适、隐痛十余年,常感乏力,有时两眼发黄。近 20 余天来感腹胀,并出现两下肢水肿。入院前夜,患者突然呕吐大量黑红色物一次,后诉眩晕。入院当日凌晨,排出黑便并感全身乏力。上午,呕吐及排黑便再次发生后昏迷。患者曾有肝炎史和嗜酒史。体检:消瘦,神志昏迷,巩膜轻度黄染。两肺(一)。心率 100 次/分,心律齐,血压 90/60 mmHg。腹膨隆,脐凹消失,腹壁静脉曲张,有移动性浊音。肝肋下触及,质硬。脾在锁骨中线肋缘下四指,表面光滑,质硬。颈部及手背有蜘蛛痣。两下肢水肿。实验室检查:血白细胞 4.5×10^9/L,中性粒细胞 94%,淋巴细胞 6%;红细胞 2.15×10^{12}/L。肝功能检查:SGPT 38 U。血清总蛋白 58 g/L,清蛋白(A)20 g/L,球蛋白(G)38g/L,A:G=0.53:1,黄疸指数 26 U。乙肝两对半检查呈

"大三阳型"。入院后,经抢救病情稍好转,次日,又大出血,抢救无效死亡。尸检:全身消瘦,两眼巩膜及全身皮肤轻度黄染,腹部膨隆,腹腔内有草黄色澄清液体2 000 mL,两下肢水肿,压之凹陷。肝脏重 1 100 g,体积缩小,表面见大小不等的不规则凹陷和隆起。切面灰白色,可见宽阔条索状结缔组织,门静脉属支均见显著扩张。镜下检查:正常肝小叶结构破坏,肝细胞明显增生形成大小不等的结节,结节内肝细胞有水肿,气球样变,脂肪变及坏死等。纤维结缔组织大量增生,形成宽阔的纤维间隔,有的区域纤维间隔宽窄不一,其间慢性炎细胞浸润,小胆管增生。脾脏重 105 g,表面深红色,有少量纤维蛋白渗出并机化,与周围脏器有陈旧性粘连。切面见含铁结节。镜下检查:严重淤血及出血,含铁结节,小梁增粗,小梁血管壁增厚,被膜纤维性增厚。食管下端黏膜下静脉曲张,部分节段破裂。胃和十二指肠内有咖啡色内容物。

【讨论要点】

(1) 本例主要病变是什么? 讨论其演变发展过程。

(2) 作出本例的病理诊断,并以病理所见解释各种临床表现。

(3) 分析本例死因及机制。

实验八 泌尿系统疾病

泌尿系统由肾脏、输尿管、膀胱和尿道组成。肾脏的基本结构和功能单位是肾单位,由肾小球和与之相连的肾小管构成。肾脏的主要功能是形成尿液,通过尿液的生成和排出调节水、电解质和酸碱平衡,排泄代谢产物和毒物,维持内环境稳定;肾脏还具有内分泌功能,通过分泌肾素、促红细胞生成素、前列腺素、1,25-二羟维生素 D_3 等多种活性物质参与血压调节、红细胞生成以及钙的吸收等;此外,还可灭活甲状旁腺激素、胃泌素等激素。肾脏具有强大的储备代偿能力,只有发生严重损伤时,才会出现肾功能障碍及一系列病理过程。

一、实验目的

(1) 掌握常见类型肾小球肾炎病理变化与临床病理联系。

(2) 熟悉慢性肾盂肾炎病理变化与临床病理联系。

(3) 了解急性肾盂肾炎病理变化与临床病理联系。

二、实验内容

实验内容如表 3.8 所示。

表 3.8 实验内容

编号	大体标本	编号	组织切片
1	慢性肾小球肾炎(成人)	1	急性弥漫性增生性肾小球肾炎
2	慢性肾小球肾炎(儿童)	2	急性进行性肾小球肾炎
3	慢性肾盂肾炎	3	慢性硬化性肾小球肾炎
4	肾盂乳头状瘤	4	慢性肾盂肾炎

(一)大体标本肉眼观察

1. 慢性硬化性肾小球肾炎(chronic sclerosing glomerulonephritis)(成人)

由图 3.158 可见,一侧成人肾脏标本,肾体积显著缩小,重量减轻,质硬。表面呈弥漫性细颗粒状。也称继发性颗粒性固缩肾。

2. 慢性硬化性肾小球肾炎(chronic sclerosing glomerulonephritis)(儿童)

由图 3.159 可见,儿童双侧肾脏、输尿管、膀胱标本。两侧肾对称性病变,色苍白,体积显著缩小,重量减轻,质硬。表面凹凸不平呈弥漫性细颗粒状。切面皮质显著变薄,条纹不清,皮质、髓质界限不清。肾小动脉硬化,管壁增厚,管腔哆开状,肾包膜与皮质紧密粘连,不易剥离。

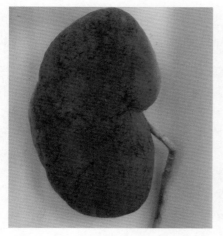 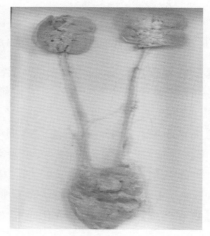

图 3.158 慢性硬化性肾小球肾炎(成人) 　图 3.159 慢性硬化性肾小球肾炎(儿童)

3. 慢性肾盂肾炎(chronic pyelonephritis)

由图3.160可见,标本为一侧成人肾脏。肾脏体积显著缩小。表面高低不平,有大而不规则的凹陷性瘢痕。切面肾皮质萎缩,皮质、髓质分界不清,肾盂、肾盏、肾乳头变形,肾盂扩张,肾盂黏膜显著增厚、粗糙,周围脂肪组织相对增多。

4. 肾盂乳头状瘤(papilloma of renal pelvis)

由图3.161可见,标本为一侧成人肾脏。肾盂处肿瘤呈乳头状突起,乳头似绒毛,质脆。

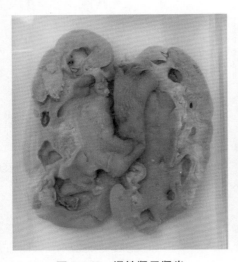 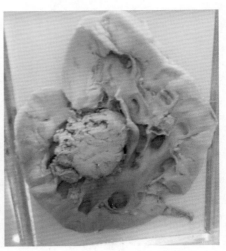

图3.160　慢性肾盂肾炎　　　　　　图3.161　肾盂乳头状瘤

(二)切片镜下观察

1. 急性弥漫性增生性肾小球肾炎(acute diffuse proliferative glomerulonephritis)

【低倍观察】① 肾小球体积增大,细胞数目增多。② 病变弥漫、广泛,几乎累及所有肾小球。③ 肾曲管及直管上皮细胞肿胀。④ 间质充血,少量炎细胞灶性浸润(图3.162)。

【高倍观察】① 肾小球内血管内皮细胞和系膜细胞增生肿胀伴少量中性粒细胞及单核细胞浸润,毛细血管腔狭小甚至闭塞,很少见到红细胞,肾小球呈贫血状态。② 肾小管尤其近曲小管上皮细胞肿胀变性,部分肾小管内可见蛋白、颗粒及细胞管型。③ 肾间质毛细血管扩张充血及炎细胞浸润(图3.163)。

【观察要点】肾小球内系膜细胞和内皮细胞增生。

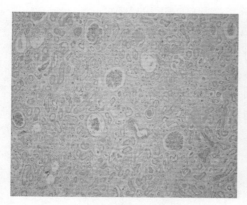

图 3.162　急性弥漫性增生性肾小球
肾炎(100×)

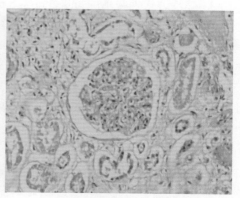

图 3.163　急性弥漫性增生性肾小球
肾炎(400×)

2. 急性进行性肾小球肾炎(rapidly progressive glomerulonephritis,RPGN)

【低倍观察】多数肾小球内可见到新月体和环状体形成。

【高倍观察】① 肾球囊壁层上皮细胞高度增生成多层,状如新月(即新月体),有细胞性、纤维细胞性和纤维性三种形式,重者包绕整个血管丛,构成环状体。② 部分肾小球毛细血管丛与增生的新月体相互粘连,肾球囊或肾小球毛细血管丛受新月体压迫而塌陷并发生纤维化或完全玻璃样变性,其所属的肾小管亦发生萎缩。③ 肾小管上皮细胞变性,管腔内可见管型。④ 间质纤维组织增生伴少量淋巴细胞浸润(图 3.164)。

【观察要点】肾球囊壁层上皮细胞高度增生成多层,形成新月体或环状体。

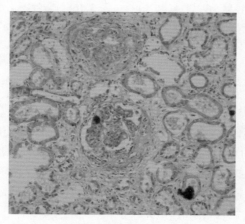

图 3.164　急性进行性肾小球肾炎(400×)

3. 慢性硬化性肾小球肾炎(chronic sclerosing glomerulonephritis)

【低倍观察】病变弥漫,肾小球数目减少,大部分肾小球纤维化、玻璃样变性,肾小管萎缩,肾小球相对集中,部分肾小球、肾小管代偿性肥大、扩张。肾间质广泛纤维结缔组织增生(图 3.165)。

【高倍观察】① 受累肾小球萎缩,纤维化或玻璃样变性,相应肾小管也萎缩、纤维化或消失。② 少数肾小球体积增大,肾小管扩张,其腔内可见各种管型。③ 肾间质大量纤维结缔组织增生伴淋巴细胞浸润,间质内细小动脉管壁增厚,玻璃样变性,管腔狭窄(图 3.166)。

【观察要点】① 大量肾小球纤维化、玻璃样变,所属肾小管萎缩消失。② 残存的肾单位代偿性肥大扩张。③ "肾小球集中"现象。

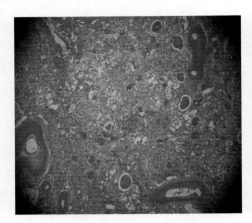

图 3.165　慢性硬化性肾小球肾炎(40×)

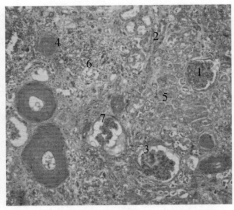

图 3.166　慢性硬化性肾小球肾炎(200×)

1. 肾小球代偿性肥大;2. 肾小管代偿性扩张;
3. 肾小球纤维化;4. 肾小球玻璃样变性;
5. 肾小管萎缩;6. 肾间质纤维组织增生伴淋巴
细胞浸润;7. 细小动脉壁玻璃样变性

4. 慢性肾盂肾炎(chronic pyelonephritis)

【低倍观察】肾组织内出现分布不规则的间质纤维化,炎细胞浸润。

【高倍观察】① 肾小球大多正常,部分肾小球囊壁增厚纤维化,少数肾小球纤维化。② 肾小管大多正常,部分肾小管萎缩或扩张,扩张者内可见蛋白管型。③ 肾间质内,尤其肾盂黏膜下层,较多慢性炎细胞浸润,间质内纤维组织增生,部分区域可见小瘢痕样病灶(图 3.167)。

【观察要点】肾间质纤维组织增生,部分肾小球纤维化、玻璃样变性,慢性炎细胞浸润。

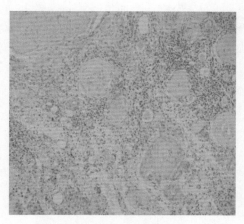

图 3.167　慢性肾盂肾炎(400×)

三、思考题

(1) 简述急性弥漫性增生性肾小球肾炎的病理变化及临床病理联系。

(2) 简述急性进行性肾小球肾炎的病理变化及临床病理联系。

(3) 简述慢性肾小球肾炎的病理变化及临床病理联系。

(4) 简述肾盂肾炎的感染途径及其主要致病菌。

四、临床病例讨论

【案例】患者女性,24 岁。主述:双侧腰痛、胸闷、头痛伴恶心呕吐 10 天。现病史:患者在度蜜月旅行时,感腰部酸痛、乏力、面部水肿,逐渐加重,并出现头痛、恶心呕吐,提前结束旅行,来院就诊。临床检查:发育良好,营养欠佳,消瘦,皮肤苍白,眼结膜苍白,心尖区听到一级收缩期杂音,脉搏 88 次/分,血压 180/115 mmHg。化验:尿蛋白++,红细胞+,管型++,尿比重 1.011,二氧化碳结合力 20.1%,尿素氮 32 mg/100 g。治疗经过:患者虽经多方对症治疗,但未见好转。血压、尿素氮持续升高,出现心包摩擦音,抢救无效死亡。尸检:颈部及腋下皮肤有紫褐色出血点,全身水肿,两侧胸腔积液,心包腔内可见绒毛状物质附着,心脏重 310 g,左室肥厚。肺叶粘连,肺切面有液状泡沫挤出。镜下检查:两肺下叶肺泡内充满浆液,间质充血,伴有灶状出血,肺膜增厚。喉黏膜水肿,气管内有白色分泌物。肝重 1 138 g,镜下检查:肝小叶结构正常,汇管区可见炎细胞浸润。胃、十二指肠及结肠黏膜弥漫性急性糜烂,部分形成小溃疡。双肾体积缩小,表面细颗粒状,包膜不易剥离。

切面见肾皮质变薄,肾窦扩大,小血管断面呈哆开状。镜下检查:肾表面凹凸不平,凹陷部肾小球缩小、纤维化,隆起处,肾小球体积增大,肾小管扩张。间质结缔组织增生,炎细胞浸润。大脑充血水肿。

【讨论要点】

（1）本例患者发生了哪些疾病？其间有何联系？

（2）本例患者的死亡原因是什么？

第四章　综合性实验

实验一　组织石蜡切片的制作和 HE 染色

一、实验目的

(1) 掌握组织切片的制作过程和 HE 染色的方法。

(2) 熟悉 HE 染色的染色原理。

(3) 了解组织包埋的注意事项。

二、实验内容

【实验原理】

(1) 细胞核染色的原理：细胞核主要是由脱氧核糖核酸(DNA)组成，带负电荷，呈酸性，易与带正电荷的碱性染料结合。苏木素氧化为苏木红，苏木红与媒染剂中的铝结合形成蓝色色精，细胞核与这种带正电荷、呈碱性的色精以氢键或离子键结合而被着色。

(2) 细胞质染色的原理：伊红 Y 是一种化学合成的酸性染料，在水中离解成带负电荷的阴离子，与蛋白质带正电荷的氨基结合而使细胞质着色。细胞质、结缔组织、肌肉等被染成红色或粉红色，与细胞核的蓝色形成鲜明对比。

【实验材料】

(1) 动物：家兔。

(2) 试剂与器材：包埋机、轮转式切片机、组织烘摊片机、毛笔、铅笔、载玻片、盖玻片、眼科镊子、苏木素染液、伊红染液、乙醇、二甲苯、中性树胶、摊片板、光学显微镜。

【实验方法与步骤】

(1) 组织包埋:经过前处理的组织块经过浸蜡再用包埋剂(石蜡)包成蜡块的过程称为包埋。具体操作过程如下:

① 将蜡液注入包埋模具中,迅速将组织块平放入蜡液内用镊子轻压,使组织保持在同一平面上。

② 注意实质性脏器的组织应将最大切面朝下包埋,管腔、囊壁如皮肤、胆囊、胃肠等组织应竖包,将能看到的各个层面作切面朝下包埋。

③ 将包埋好的蜡块冷却,使组织同蜡液凝固在一起。

(2) 组织切片。切片过程如下:

把切片刀架上,固定紧,然后将蜡块在切片机固定器上夹紧,先修块,左手转推进器,右手转轮盘,直到把组织全部切出。这时左手松掉推进器而持毛笔,右手旋转轮盘,将组织切成蜡带后,右手用小镊子镊蜡带,左手用毛笔沿刀锋轻轻把蜡带分开,放入 45 ℃的水中,摊平后用镊子轻轻将连续蜡带分开,再用载玻片捞起。蜡片应捞在载玻片的 1/3 处,蜡片厚一般在 3~5 μm。

(3) HE 染色。染色程序如下:

① 脱蜡:二甲苯Ⅰ浸泡 5~10 min→二甲苯Ⅱ浸泡 5~10 min→100%乙醇浸泡 1~2 min→95%乙醇浸泡 1~2 min→自来水清洗。

② 染色:苏木素浸染 5 min→自来水清洗→1%盐酸乙醇分化数秒→自来水清洗→蓝化(50 ℃左右温水浸泡数分钟)→伊红浸染数秒→自来水清洗。

③ 脱水、透明、封片:95%乙醇浸泡 1 min→100%乙醇Ⅰ浸泡 1 min→100%乙醇Ⅱ浸泡 1 min→二甲苯Ⅰ浸泡 5 min→二甲苯Ⅱ浸泡 5 min→二甲苯Ⅲ浸泡 5 min→滴中性树胶,盖上盖玻片。

(4) 结果:细胞核呈蓝色,细胞质呈红色。

【实验观察】

(1) 常规石蜡切片和 HE 染色的质量标准:① 切片完整,厚度 3~5 μm,厚薄均匀,无皱褶,无刀痕。② 细胞核、细胞质染色分明,红蓝适度,组织透明洁净,封固美观。

(2) 辨认出每块组织是何组织脏器。

三、思考题

(1) 切片的主要步骤有哪几步?

(2) 常用的染色方法有哪些?其染色有哪几步?

(3) HE 染色时应注意什么?

实验二　口腔上皮细胞化学的形态学实验

一、实验目的

(1) 掌握细胞内糖的成分。

(2) 熟悉实验方法及操作技巧,细胞内糖类物质的分布。

(3) 了解构成人体或动物细胞的主要成分。

二、实验内容

【实验原理】

口腔上皮由未角化的复层扁平上皮构成。复层扁平上皮由多层细胞组成,最深层的细胞为一层立方形细胞,附于基底膜上;表层的是几层扁平细胞;中间数层由浅至深分别为梭形和多边形细胞。表层细胞衰老脱落后,位于基底膜上的立方细胞分裂、增殖,新生细胞不断向上推移,以此补充表层脱落的细胞。检测脱落的细胞发现,人体细胞是由各种化学成分组成的,如糖类、脂类、蛋白、酶类和核酸等,这些细胞内的成分均可与试剂发生化学、物理反应而形成有色的终产物。因此可以在显微镜下进行定位、定量观察。在高碘酸的作用下,含乙二醇基的糖类发生氧化而产生双醛基,Schiff 氏液和醛基反应,使得原来无色的品红试剂变成了紫红色,从而显示出细胞内的含糖物质及存在部位。

【实验材料】

(1) 物品:显微镜、染色缸、口杯、牙签、载玻片。

(2) 试剂:① Schiff 氏液:碱性品红 1 g 溶于 200 mL 的沸水中,当冷却到 60 ℃时过滤。再加 1 mol/L 盐酸 20 mL,2 g 的亚硫酸氢钠,密封过夜。第二天加入活性炭 1 g,摇匀后过滤。此时的滤液应为无色液体,然后将瓶口封紧,置于阴冷处保存。若溶液变成红色则为失效。② 1‰高碘酸水溶液。③ 95％酒精。

【实验方法及步骤】

漱口,用牙签轻刮口腔两颊部,均匀涂在载片上,晾干→将载片置于 95％酒精中固定 10 min→蒸馏水冲洗载片→将载片浸入 1‰高碘酸水溶液中 10～15 min→蒸馏水冲洗载片→将载片置于 Schiff 氏液中 30 min→自来水冲洗数次,5 min 左右,晾干。

【实验观察】

显微镜下观察反应物呈红色颗粒状,或均质,或团块状,分布于细胞质中。含糖量的多少与红色的深浅度有关,量少则淡红,量多则深红,成正比关系。一般单糖易溶于水,不能保留。所以,在标本上所观察到的主要是多糖,如糖原、糖蛋白、糖脂、黏多糖等。

三、思考题

(1) 构成人体或动物细胞的主要成分是什么?

(2) 糖参与组成了细胞的哪些结构? 具备什么功能呢? 如果人体细胞结构缺乏糖,会出现哪些异常情况? 细胞内糖的合成和分解所需要那些酶?

实验三　睾丸活动精子抑制实验

一、实验目的

(1) 掌握精子鞭毛在解剖学上构成和观察方法。

(2) 熟悉精子运动的原理。

(3) 了解精子运动的状态。

二、实验内容

【实验原理】

精子鞭毛在解剖学上可见纵行排列的收缩蛋白质,粗大纤维和与它相关联的微丝及微管,使运动波达到协调。鞭毛内线粒体产生的能量来调节精子的运动。

【实验材料】

(1) 动物:雄性小鼠 24 只,随机分为 6 组,每组 4 只。

(2) 试剂与器材:鼠笼 6 个,手术器械一套(包括手术刀、眼科小剪刀、镊子、小弯止血钳);烧杯 6 个,载玻片和盖玻片若干,37 ℃生理盐水 300 mL;皮帽玻璃吸管 10 个;抑制精子避孕药 1 支;手术操作台。

【实验方法及步骤】

(1) 分别将 6 组小鼠麻醉或处死,将双后肢固定,触及睾丸,剪毛,手术刀切开皮肤和阴囊,剥离,取出左、右侧睾丸和附睾。然后用剪刀剪开睾丸,剪成细小颗粒状,放入备好的生理盐水中制成混悬液,再放置于 37 ℃培养箱中,备用。

（2）持玻璃吸管吸取一滴睾丸混悬液,滴于载玻片上,然后,将盖玻片盖于混悬液滴上;将载玻片放在显微镜载物台上;实验组添加抑制精子避孕药,对照组不添加,观察。

【实验观察】

将显微镜光圈开小,视野稍暗一点。低倍镜观察时,可见有许多亮亮的小颗粒,这是精子或睾丸组织。高倍镜下观察,可见视野里出现运动着的精子,精子尾部有规律地摆动,精子头亮度较大,被推动向前移动。实验组添加少许抑制精子避孕药,仔细观察在不同的时间精子尾部不再摆动,精子运动停止。而在对照组不添加抑制精子避孕药的载玻片上,在同一时间精子仍持续运动。

三、思考题

（1）精子为什么能运动?

（2）你能回答精子被抑制的过程吗?

实验四　肥大细胞的制作及观察

一、实验目的

（1）掌握肥大细胞的结构特点和标本制作方法。

（2）熟悉肥大细胞的内部成分。

（3）了解肥大细胞的功能。

二、实验内容

【实验原理】

肥大细胞是疏松结组织中常见的细胞,常成群沿小血管和小淋巴管分布。肥大细胞胞质充满嗜碱性颗粒,颗粒具有异染性、水溶性的特点。

【实验材料】

（1）动物:150～200 g 的生长期大鼠。

（2）器械：10 个染色缸/组、铺片针、滤纸、清洁载玻片、盖玻片、树胶、二甲苯、蒸馏水、甲苯蓝、酒精、甲醛等。

（3）染料：甲苯胺蓝染液（配制：将 0.3～0.5 g 的甲苯胺蓝溶于 100 mL 50％酒精溶液中）。

【实验方法及步骤】

（1）标本制作：选用大鼠，从颈动脉放血，使血液充分流出死亡。用湿布擦拭大鼠腹部，以免其毛散落玷污他处。

（2）获取标本：剪开腹壁，暴露肠系膜（注意不要污染腹腔），用血管钳夹住肠系膜并剪断。将肠系膜剪成碎片铺于玻片上，制成铺片标本，标本越薄越好（也可取皮下组织做成铺片）。铺片放入 10％甲醛固定约 30 min。

（3）染色步骤：将固定好后的铺片在流水盆中冲洗 3 min，蒸馏水稍洗后，用50％的酒精浸泡 5 min→放入甲苯胺蓝染液浸泡 5～10 min→蒸馏水清洗→放入95％酒精浸泡分色 10～20 s（镜下控制）→用无水酒精脱水→二甲苯透明→树胶封片。

【实验观察】

肥大细胞颗粒呈紫红色，核无色。

实验五　　白细胞的分类计数

一、实验目的

（1）掌握五种白细胞的形态特点，并能在镜下区分。

（2）熟悉血涂片的制作和用手工方法对白细胞进行分类计数。

（3）了解白细胞的染色方法。

二、实验内容

【实验材料】

采血针、消毒棉签、碘酒、乙醇、载玻片、蜡笔、瑞氏染液、磷酸盐缓冲液、显微镜、香柏油、擦镜纸、二甲苯等。

【实验方法及步骤】

（1）血涂片制作：肘静脉抽取血液→制成厚薄适宜的血涂片→待血涂片干后

进行染色→加配制好的瑞氏染液数滴→盖满血膜→静置 3～5 min→加相同滴数磷酸盐缓冲液，染色 5～10 min→用自来水缓慢冲洗去染液→待干后镜检。

（2）显微镜观察。

① 低倍镜观察：观察血涂片的染色、白细胞数量和分布情况。

② 油镜观察计数：从片头到片尾随机计数 100～200 个白细胞，按其形态特点进行分类计数，求出各种白细胞所占比值。

③ 结果：白细胞在血片中分布不是很均匀，淋巴细胞在血涂片头体部较多，血涂片尾部和两侧以中性粒细胞和单核细胞较多，特别大的细胞常在血涂片尾部。

（3）不同人工分类计数法介绍。

① 完全记录法：用"正"号表示，依次记录下各种白细胞。缺点：不能随时反应已数细胞总数。

② 半记录法：默记分类细胞总数、将除中性粒细胞以外的白细胞划出或用计数器计出。

③ 分类计数器计数法：依次记录下 100 个白细胞就自动停止，读取数值。

【实验观察】

正常人的各类白细胞都占有一定的比值，白细胞分类计数的意义在于测定外周血液中各种白细胞的相对比值，以观察患者外周血中各种白细胞的数量、形态和质量的变化。其检查结果可以帮助医生对疾病做出诊断或进行治疗后的疗效观察。

实验六　三联染色法区别胶原纤维、网状纤维及弹力纤维

一、实验目的

（1）掌握胶原纤维、网状纤维及弹力纤维的形态结构。
（2）熟悉三联染色法的操作步骤。
（3）了解组织化学与细胞化学技术的特点。

二、实验内容

【实验原理】

结缔组织含有三种纤维，即胶原纤维、网状纤维和弹性纤维。这三种纤维广泛分布，常见于器官与器官之间、组织与组织之间以及细胞和细胞之间、这些纤维具

有支持、防御、保护和创伤修复等功能,在 HE 染色中有时难以区别。通过三联染色方法可使不同的纤维显示不同的颜色,得以鉴别出不同的纤维组织。

【实验材料】

脱蜡至水的组织切片、高锰酸钾硫酸液、维多利亚蓝染色液、丽春红 S 染色液、Gomori 氨性银改良液、中性树胶、盖玻片。

【实验方法及步骤】

(1) 将空白石蜡切片常规脱蜡至水。

(2) 高锰酸钾硫酸液浸泡氧化 3 min 后,蒸馏水清洗后,用 2%草酸浸泡漂白 2 min。

(3) 5%硫酸铁铵浸泡 1 min。

(4) Gomori 氨性银改良液浸染 1 min。

(5) 蒸馏水洗 2 次,用 15%甲醛液浸泡还原 1 min。

(6) 蒸馏水洗 2 次,0.2%氯化金浸染 30 s,蒸馏水洗 1 次。

(7) 70%乙醇溶液浸泡一次,再浸入维多利亚蓝液中浸染 30 min ~1 h。

(8) 95%乙醇溶液分化 1 min 左右。

(9) 浸入蒸馏水中 1 min 后,用丽春红 S 染色液浸染 2 min。

(10) 直接用无水乙醇浸泡脱水,二甲苯透明,中性树胶封固。

【实验观察】

胶原纤维呈红色,网状纤维呈黑色,弹性纤维呈绿色,肌肉和红细胞呈淡黄色。

第五章　创新性实验

实验一　上皮细胞纤毛运动实验

一、实验目的

（1）掌握纤毛形态结构和标本的制作。
（2）熟悉观察动态的、可定向摆动的上皮纤毛。
（3）了解纤毛运动的作用。

二、实验内容

【实验原理】

呼吸管道的腔面主要覆盖假复层纤毛柱状上皮。在垂直剖面上，可见其由纤毛柱状、杯状、梭形和锥体形四种游离面不在同一水平的细胞组成，这些细胞底端均位于同一基底膜（basement membrane）上。其中，只有柱状细胞和杯状细胞的游离端能达到腔面。细胞核的形状不同、大小不一、位置高低水平不齐，不在同一个平面上。在高倍镜下观察切片，可见柱状细胞的游离面有固定不动的纤毛。这些纤毛在活体内可以定向摆动，清洁呼吸道内的小颗粒物质，起到气管自净功能。

【实验材料】

（1）动物：蟾蜍 10 只。
（2）试剂与器材：蛙笼、普通天平、手术剪、镊、蛙固定板，0.65％氯化钠水溶液。

【实验方法与步骤】

将活青蛙在温水（20～30 ℃）中浸泡 3～4 h，然后固定在木板上，取其上颚黏膜或颊黏膜，剪成小薄片，置于载玻片上，滴加 0.65％的氯化钠水溶液，加盖玻片在镜下观察。

【实验观察】

选择所取组织细胞的表面,镜下观察,可见许多纤毛在表面有液体(0.65%氯化钠水溶液)的条件下,可清楚地看到纤毛像麦浪一样有规律地摆动。在稍暗的视野下,纤毛呈现亮区,观察纤毛单向、节律性摆动效果较好。

三、思考题

(1) 简述纤毛的内部构造。

(2) 纤毛有规律摆动的机理是什么?

(3) 人的呼吸与环境污染问题有什么联系?

实验二 家兔肺水肿模型的制备与形态学观察

一、实验目的

(1) 掌握正常肺组织的结构特点,肺水肿的病理形态特点。

(2) 熟悉家兔肺水肿模型的复制。

(3) 了解肺组织的取材、制片全过程。

二、实验内容

【实验原理】

水肿是过多的液体在组织间隙或体腔内积聚的一种常见的病理过程。过多液体在肺组织间隙与肺泡内积聚的现象,称为肺水肿。一般将过多的液体积聚在体腔内称为积水,如腹腔积水、胸腔积水、心包积水和脑积水。

正常人体组织液总量是相对恒定的,主要依赖两大平衡因素,即血管内外液体交换的平衡和体内外液体交换的平衡,当这种平衡失调时就可能导致水肿的形成。快速、大量静脉输液和大剂量肾上腺素的作用可导致机体过多的液体积聚在肺间质或溢入肺泡腔内导致肺水肿的发生。

【实验材料】

(1) 动物:家兔 2 只。

(2) 试剂与器材:兔实验台、手术器械、2 mL 与 10 mL 注射器、0.1%肾上腺素注射液、生理盐水、1%普鲁卡因、制作石蜡切片与 HE 染色所需的仪器设备和染色试剂、光学显微镜。

【实验方法及步骤】

（1）取家兔，称重，固定，颈部备皮。

（2）将家兔分成模型组和正常对照组。

（3）局部麻醉：1%普鲁卡因（7～8 mL）颈部局部浸润麻醉。

（4）颈正中切口（7～8 cm），钝性分离颈外静脉（1.5 cm 左右），穿 2 根细丝线，备用。

（5）颈外静脉插管：结扎远心端，用眼科剪剪一个静脉口径 1/3 ～ 1/2 的小口，向近心端插入静脉插管，结扎近心端，固定静脉插管。

（6）模型组大量快速输入生理盐水：120 mL/kg；160～180 滴/min；正常对照组只单纯缓慢滴注少量生理盐水。

（7）模型组当输液即将结束时，向输液装置内加入 1%肾上腺素 1 支，滴速降至 2 滴/s，再加入 20～40 mL 生理盐水，继续输液。

（8）处死，取肺，计算肺系数：观察呼吸改变，气管内有粉红色泡沫液体溢出、听诊有湿性啰音，说明肺水肿形成，夹闭气管或耳缘静脉注射空气，处死动物，打开胸腔，在气管分叉处结扎并切断气管，取出肺脏。肉眼观察肺大体的改变，切开肺，观察切面有无泡沫液体流出。

$$肺系数＝肺重量/兔重量　　（正常值 4～5）$$

（9）家兔正常组及肺水肿模型组肺组织常规固定，石蜡切片，HE 染色。

【实验观察】

（1）正常组肺组织的形态特点：肺组织由肺泡和细支气管构成。肺泡由立方或扁平的呼吸上皮围绕而成。肺泡之间是肺泡隔，肺泡隔由邻接的肺上皮和中间的毛细血管网、弹性纤维和网状纤维组成，在肺泡隔上有孔与邻近肺泡相连，称为肺泡孔。支气管因分级不等而稍有不同，呼吸性细支气管是单层柱状上皮或立方上皮。固有膜有很薄的弹性纤维，并有少量平滑肌，没有腺体。

（2）模型组肺组织的形态特点：① 大体观察：体积增加，表面可见深浅不同的斑块。切面有粉红色泡沫样液体渗出。② 镜下观察：肺泡壁毛细血管广泛扩张，充血；肺泡腔内充满粉红色液体，有尘细胞。

三、思考题

（1）急性肺水肿时机体有哪些表现？

（2）结合显微镜观察正常肺组织和肺水肿切片，讨论肺水肿的形成机制。

实验三   皮肤创伤愈合的形态学观察

一、实验目的

(1) 掌握外伤后新生组织增生的形态学变化及发生规律。

(2) 熟悉正常皮肤的组织结构。

(3) 了解不良肉芽组织的形态特点。

二、实验内容

【实验原理】

伤口的早期局部有不同程度组织坏死和血管断裂出血,数小时内便出现炎症反应,使其局部红肿。第2~3天开始从伤口底部及边缘长出肉芽组织,填平伤口。第5~6天起成纤维细胞产生胶原纤维。表皮再生是创伤发生24小时内,伤口边缘的表皮基底增生,向伤口中心移动,若伤口过大,则再生表皮很难将伤口完全覆盖。

【实验材料】

(1) 动物:小鼠6只。

(2) 试剂与器材:鼠笼、普通天平、1 mL注射器、手术刀、手术剪、1%戊巴比妥、手套、洞巾、纱布、制作石蜡切片与HE染色所需的仪器设备和染色试剂、光学显微镜。

【实验方法与步骤】

(1) 取小鼠6只,均分成实验组Ⅰ、实验组Ⅱ和对照组。

(2) 实验组Ⅰ腹腔注射1%戊巴比妥溶液(0.1 mL/10 g体重)。消毒小鼠左后肢股外侧皮肤,手术切口长1 cm,深达皮下,压迫止血、外翻缝合、包扎伤口。

(3) 实验组Ⅱ腹腔注射1%戊巴比妥溶液(0.1 mL/10 g体重)。在左后肢股外侧皮肤,铺盖洞巾,作一外科手术切口长1 cm,深达皮下,以血管钳扩充皮下,每侧埋棉球,压迫止血、外翻缝合、包扎伤口。

(4) 手术后小鼠正常饲养,观察动物的生活状态并做记录。

(5) 手术后1周,处死小鼠,取各组小鼠左后肢股外侧皮肤组织1 cm×1.5 cm大小,常规固定、石蜡制片HE染色。

【实验观察】

（1）对照组观察如下：

① 大体观察：上部蓝紫色细线为表皮。表皮下面染成红色者为真皮。

② 镜下观察：

表皮：由基底面向游离面依次分为五层：最表面呈匀质红色的部分为角质层；其下为一薄层呈粉红色的透明层；透明层下是着紫蓝色的颗粒层；颗粒层深面是由数层多边形细胞构成的棘层；近真皮处是由一层染色较深排列整齐的细胞组成的基底层。

真皮：表皮下方的致密结缔组织，分为乳头层和网织层。乳头层紧贴于表皮下，由疏松结缔组织构成，染色较浅并呈乳头状伸入表皮基底部。其深面染色较红、较厚的网织层，由粗大的胶原纤维束交织成网，两层结构无明显界限，内含有大量毛囊、皮脂腺和立毛肌。

（2）实验组Ⅰ观察如下：

① 大体观察：创伤后的第一天，血凝块便填充切口内及切口表面，表面干燥结痂以封闭创口，创口周围组织红肿（急性炎症反应）。第二天完全将创口覆盖，第三天急性炎症反应减轻。

② 镜下观察：创伤口被大量肉芽组织填充。新生肉芽组织自创口底部向上和自创伤缘向中心生成，肉芽组织由三种成分组成：新生毛细血管、成纤维细胞、少量炎细胞。新生毛细血管与创面垂直，无神经纤维。第一周末创口表面覆盖的表皮接近正常厚度，两周后转变成缺乏弹性的结缔组织。

（3）实验组Ⅱ观察如下：

① 大体观察：生长很缓慢，迟迟不能填平创口，并伴有淤血、水肿，高出创面，颜色呈苍白色，表面颗粒不明显且有较多分泌物。

② 镜下观察：组织内可见大量炎细胞，同时可见多核异物巨细胞。

三、思考题

（1）试述肉芽组织的基本结构及在修复过程中的作用和最终结果。

（2）创伤愈合的基本过程有哪些？

实验四 CCl₄对肝细胞的毒性作用及形态学观察

一、实验目的

（1）掌握正常肝脏在毒性处理因素的影响下发生的形态学改变。
（2）熟悉正常肝组织结构的特点，各种肝细胞损伤的形态学特点。
（3）了解四氯化碳（CCl_4）导致肝细胞损伤的机制。

二、实验内容

【实验原理】

四氯化碳（CCl_4）进入动物体内后，可直接进入肝细胞，使线粒体膜的脂质溶解，从而影响线粒体的结构和功能，但 CCl_4 的毒性主要与其活性代谢产物有关。CCl_4在肝细胞内质网中经细胞色素 P_{450} 依赖性混合功能氧化酶的代谢，生成活泼的三氯甲基自由基和氯自由基。这些自由基能与细胞内和细胞膜上的大分子发生共价结合，使酶的功能丧失，细胞膜脂质过氧化，胞浆钙浓度升高，导致肝细胞损伤。

【实验材料】

（1）动物：小鼠 4 只。
（2）试剂与器材：鼠笼、普通天平、1 mL 注射器、手术刀、手术钳、解剖镊、5％CCl_4、生理盐水、制作石蜡切片与 HE 染色所需的仪器设备和染色试剂、光学显微镜。

【实验方法与步骤】

（1）取小鼠 4 只，均分为模型组和对照组。
（2）模型组皮下注射 5％CCl_4 油溶液 0.1 mL/10 g。
（3）对照组注射生理盐水。
（4）48 小时后处死全部小鼠，剖腹取肝脏，常规固定，石蜡切片，HE 染色。

【实验观察】

（1）对照组观察如下：

① 大体观察：肝脏体积正常，肝被膜光滑，肝脏边缘正常。

② 镜下观察：肝小叶呈多边形或不规则形。肝小叶中央为中央静脉；肝细胞

以此为中轴呈索状向四周放射状排列,即肝索;肝索之间不规则的腔,即肝血窦。门管区是几个肝小叶之间的三角形或椭圆形区域中的结缔组织,其中含有三种伴行的肝门管道的分支(小叶间动脉、小叶间静脉及小叶间胆管)。

（2）模型组观察如下:

① 大体观察:肝脏体积增大,肝被膜紧张,肝脏边缘变得圆滑。切开后切面隆起,边缘外翻,颜色苍白,混浊无光泽,似开水烫过。

② 镜下观察:弥漫性的肝细胞体积增大、变圆,肿胀的细胞内出现许多红染的颗粒,弥散于细胞质中,这是线粒体核内质网肿胀在光镜下的表现。重度的水肿表现为肝细胞体积明显增大,细胞质异常疏松呈透亮状,似气球,称为气球样变。此种形态也多发生于病毒性肝炎。

三、思考题

（1）四氯化碳可通过哪些途径进入机体? 如何引起肝脏发生病变?

（2）肝脏形态学改变对肝功能有何影响?

实验五 急性肾脏缺血的形态学观察

一、实验目的

（1）掌握肾缺血的形态学变化,一侧肾动脉缺血对机体造成的影响。

（2）熟悉正常肾脏组织结构特点,肾细胞水肿的形态学特点。

（3）了解急性肾缺血导致肾损伤的发生机制。

二、实验内容

【实验原理】

由于血液中断或显著减少,使肾组织严重缺氧。缺氧可破坏细胞的有氧呼吸,损害线粒体的氧化磷酸化,使 ATP 产生减少,甚至停止。细胞能量的供应不足,细胞膜上的钠泵受损,从而使细胞内水分增加,形成细胞水肿。

【实验材料】

（1）动物：家兔 2 只。

（2）试剂与器材：兔笼、兔台、手术器械、动脉夹、5 mL 注射器、纱布、缝合针线、20％乌拉坦，生理盐水、制作石蜡切片和 HE 染色所需的仪器设备和染色试剂，光学显微镜。

【实验方法与步骤】

（1）取家兔 2 只，分为模型组和对照组。

（2）术前家兔 24 小时禁食，称重，经耳缘静脉缓慢注入 20％氨基甲酸乙酯（4 mL/kg）进行全身麻醉，将固定家兔腹部备皮。

（3）腹部偏左纵行切开皮肤，切口长 4～5 cm，分离皮下软组织及肌肉，切开腹膜，进入腹腔，将腹腔脏器推向右侧，暴露左肾及左肾蒂，分离左肾动脉，将动脉夹轻轻夹住左肾动脉，持续 1 小时（期间用浸透生理盐水的纱布敷在切口处）。然后将动脉夹取下，缝合腹膜、肌层及皮肤。

（4）2～4 小时和 6～8 小时后将动物处死，分别取下左右肾脏，常规固定、石蜡切片，HE 染色。

【实验观察】

（1）对照组观察如下：

① 大体观察：剖开肾脏，从纵切面可见肾实质可分内、外两层：外层呈深红色，为皮质；内层颜色较浅，为髓质。

② 镜下观察：肾小体切面呈圆形或椭圆形，由血管球和肾小囊组成。有的肾切面肾小体附近可见入球、出球小动脉，出入的血管极或可见肾小囊与近曲小管相连的尿极。① 血管球：可见大量毛细血管切面以及一些蓝色细胞核（内皮细胞核、足细胞核及球内系膜细胞核光镜下不易分辨）。② 肾小囊：包在血管球外面，分壁层和脏层。外层（壁层）为单层扁平上皮。内层（脏层）紧贴在血管球毛细血管的外面，为足细胞。脏、壁两层之间的腔隙为肾小囊腔。在一些肾小体的血管极处可见致密斑。

（2）模型组观察如下：

① 大体观察：发现左肾动脉血流被阻断后，肾脏颜色立即变浅失去光泽，肾脏较肿大，切面可见皮质肿胀，苍白，髓质颜色较深，充血水肿。

② 镜下观察：肾小管上皮细胞水肿，体积增大，边界不清，胞质淡染，透亮或呈颗粒状，管腔狭窄而不规则或消失。上述改变尤以近曲小管为重，肾小球无明显变化，间质发生充血。

三、思考题

（1）通过本实验说明尿液形成过程中的过滤与重吸收。

（2）试述肾脏缺血会对全身造成什么影响。

附录　主要脏器的正常解剖学要点

一、心脏

成人男子心脏重 250～300 g,女子的稍轻,重 240～260 g。呈圆锥形,大小(12～14 cm)×(9～11 cm),前后径 6～7 cm,约相当于本人右拳大小。心脏分为心外膜、心肌和心内膜三层。心外膜为光滑的浆膜,冠状血管行于其中。心表面的冠状沟是心房和心室在心表面的分界;室间前沟和室间后沟是左右心室在表面的分界;前后室间沟在心尖右侧汇合处稍凹陷,为心尖切迹;后房间沟是左右房在心底表面的分界;后房间沟、后室间沟与冠状沟的相交处为房室交点。心肌呈肉红色,左右心房壁厚 0.1～0.2 cm,左心室壁厚 0.9～1.2 cm,右心室壁厚 0.3～0.4 cm,一部分心肌向心室突起,呈乳头状,即为乳头肌。心肌内面均附有极薄而光滑的心内膜,心内膜在房室孔间形成心瓣膜,左心为二尖瓣,右心为三尖瓣,瓣膜与乳头肌之间有白色细丝状的腱索相连。肺动脉根部有三片肺动脉瓣,主动脉根部有三片主动脉瓣。血液由上、下腔静脉进入右心房,通过三尖瓣进入右心室,再由肺动脉瓣到达肺脏;左心房接纳来自左、右肺上、下腔静脉的血液,通过二尖瓣到达左心室,再通过主动脉瓣泵出心外。

二、肺脏

肺脏分为左、右两肺。各有一尖、一底、两面和三缘。肺尖呈圆锥形;肺底稍向上凹,称为隔面;外侧面圆凸,贴近肋和肋间肌肉,称为肋面;纵隔面(内侧面)中部有长圆形凹陷,称为肺门,有主支气管、肺动脉、肺静脉出入,这些出入肺门的结构构成肺根,其从前到后的排列位置为上肺静脉、肺动脉、主支气管,从上向下,左肺根为肺动脉、主支气管、下肺静脉,右肺根为上叶支气管、肺动脉、肺静脉。左肺被斜裂分为上、下两叶,重约 620 g,形状略狭长,右肺被斜裂和水平裂分上、中、下三叶,重约 550 g,形状略宽短。肺膜表面光滑,质地松软而有弹性,手捏如海绵状感觉,切面呈灰红色,成人因炭末沉积而呈灰黑色,或为灰红色中散在分布多数灰黑点。结构疏松,呈细蜂窝状。支气管及肺血管由肺门向肺组织分布,呈树枝状,近肺门粗,远肺门细。

三、肝脏

肝脏是一个不规则形实质器官,重 1 200～1 500 g,左叶较右叶小。肝的上面接触膈肌,称膈面;下面与其他脏器接触,称脏面。在脏面的中部有沟和窝,排列成"H"形,包含 2 个纵沟、1 个横沟。左纵沟的前半部容纳肝圆韧带(由脐静脉闭锁而成,即脐静脉索,向前离开此沟后即被包裹在镰状韧带的游离缘中,连左脐),左纵沟的后半部容纳静脉韧带(静脉导管闭锁而成)。右纵沟的前半部为一浅窝,容纳胆囊,称为胆囊窝,后半部由一深而长的窝构成,称为腔静脉沟,内有下腔静脉。两纵沟之间横沟称为肝门,是肝固有动脉左、右支,肝左、右管,肝门静脉左、右支以及神经和淋巴管进出的门户,这些进出肝门的结构称为肝蒂。由此"H"形沟裂,可以把肝脏分成四叶,右纵沟右侧的区域为右叶,左纵沟左侧的区域为左叶。左右纵沟之间,横沟以前的区域称方叶;横沟以后的区域叫尾状叶。肝脏质地较坚实,表面光滑,切面呈褐红色。

四、肾脏

肾重 120～140 g,右侧稍重 5～7 g,大小(12～14 cm)×(4～6 cm)×(3～4 cm),外有纤维包膜,正常肾包膜易剥离,剥除肾包膜后肾外表光滑,质地和肝脏相仿。肾的上端宽而薄,下端窄而厚,前面较凸,后面较平,外侧缘隆凸,内侧缘的中部凹陷,有肾血管淋巴管神经出入,称肾门。出入肾门的结构被结缔组织包裹在一起,合称为肾蒂,肾切面皮质、髓质有明显的境界,皮质厚约 0.5 cm,髓质呈放射状条纹排列,从外到内分别是肾椎体、肾乳头、肾小盏、肾大盏。肾盂黏膜发白,光滑。

五、脾脏

脾脏重 150 g,大小(12～14 cm)×(8～9 cm)×(3～4 cm),相当于本人手掌大小,质地较肝脏脆而软,包膜光滑,切面呈暗紫红色,在儿童及青年能见清楚的脾小体,老年则较多结缔组织性小梁。

六、胃

胃大部分位于左季肋区,小部分位于腹上区。仅胃的前壁小部分与腹前壁相邻,胃小弯邻肝左叶,胃大弯邻膈、脾脏,胃后壁邻胰腺。胃的胃小弯为其右侧缘或上缘;胃大弯为其左侧缘或下缘;入口与食道相连侧为贲门,用手捏因无明显括约肌而较柔软;出口与十二指肠相连,为幽门,有较厚的环形括约肌,捏之较硬。近贲门处为胃的贲门部;自贲门水平向上突出的部分为胃底部;中间大部分为胃体部;近幽门的部分为幽门部,幽门部左侧较为扩大,称幽门窦,右侧呈管状,为幽门管。各部并无明显分界,但组织学上有结构差异,角切迹为小弯侧的最低点急弯处,可认为是胃体部与幽门部的分界标。

七、子宫

子宫是有腔的肌性器官,呈前后略扁的倒置梨形,重约 50 g,长 7～8 cm,宽 4～5 cm,厚 2～3 cm,容量约 5 mL。子宫上部较宽部分称宫体,其上端隆突部分称宫底,宫底两侧为宫角,与输卵管相通。子宫下部较窄,呈圆柱状,称宫颈。子宫冠状切面可见上宽下窄的三角形宫腔。两侧通输卵管,尖端朝下通宫颈管。在宫体与宫颈之间形成最狭窄的部分,称子宫峡部,宫颈内腔呈梭形,称宫颈管,成年女性长 2.5～3 cm,其下端称宫颈外口。宫颈下端伸入阴道内的部分称宫颈阴道部;在阴道以上的部分称宫颈阴道上部。

参 考 文 献

［1］ 龙子江,王艳. 基础医学实验技术教程［M］. 合肥:中国科学技术大学出版社,2017.

［2］ 龙子江,王靓. 机能学实验教程［M］. 合肥:中国科学技术大学出版社,2019.

［3］ 胡晓松,林友胜,刘馨莲. 医学形态学实验教程［M］. 2 版. 成都:西南交通大学出版社,2017.

［4］ 刘婷,廉洁. 医学形态学实验［M］. 2 版. 北京:科学出版社,2015.

［5］ 甘润良,程爱兰. 显微形态学实验［M］. 北京:科学出版社,2011.

［6］ 胡志红,许晓源. 显微形态学实验教程［M］. 北京:科学出版社,2012.

［7］ 马保华,郝晶,丁兆习,等. 医学形态学实验［M］. 2 版. 北京:科学出版社,2013.

［8］ 阮永华,郭泽云. 医学形态学实验教程［M］. 北京:高等教育出版社,2012.

［9］ 丁伟,王德田. 简明病理学技术［M］. 杭州:浙江科学技术出版社,2014.

［10］ 徐云生,张忠. 病理与病理检验技术［M］. 北京:人民卫生出版社,2015.

［11］ 王燕蓉,何仲义. 形态学实用技术［M］. 上海:第二军医大学出版社,2010.

［12］ 李才. 疾病模型与实验病理学［M］. 长春:吉林大学出版社,2002.

［13］ 李玉林. 病理学［M］. 8 版. 北京:人民卫生出版社,2013.

［14］ 黄玉芳,刘春英. 病理学［M］. 4 版. 北京:中国中医药出版社,2016.

［15］ 张乃鑫. 病理学实验与课程辅导［M］. 天津:天津大学出版社,2001.

［16］ 冯京生,王莉. 医学形态学:组织胚胎学与病理学实验教程［M］. 北京:人民卫生出版社,2011.

［17］ 杨虹,国宏莉. 医学显微形态学实验［M］. 北京:科学出版社:2016.

［18］ 刘黎青. 组织学与胚胎学实验教程［M］. 9 版. 北京:中国中医药出版社,2012.

［19］ 周忠光. 组织学与胚胎学［M］. 4 版. 北京:中国中医药出版社,2016.

［20］ 刘黎青. 组织学与胚胎学实验［M］. 2 版. 北京:人民卫生出版社,2012.